Der Typ-II-Diabetes

– früher auch »Alterszucker« genannt – tritt meist erst bei Erwachsenen über 40 Jahren auf, die in der Regel stark erblich vorbelastet sind. Bei diesem Krankheitsbild wird Insulin zwar noch produziert, aber es wird nur verzögert abgegeben und kommt nicht richtig zur Wirkung.
Übergewicht begünstigt das Auftreten des Typ-II-Diabetes, und hier setzt die Therapie an: Eine Normalisierung des Körpergewichts ist bei den meisten Typ-II-Diabetikern die wichtigste Maßnahme zur Senkung des Blutzuckers. Durch Verringerung des Fettgewebes wird der Körper wieder wesentlich empfindlicher gegenüber dem noch vorhandenen Insulin, so daß dann praktisch normale Blutzuckerwerte erreicht werden können.
Deshalb spielt eine diabetesgerechte Ernährung – neben körperlicher Betätigung und eventuell unterstützenden Medikamenten – eine sehr wichtige Rolle.
Die abwechslungsreichen Rezepte, die genauen Nährwertangaben und viele Variationsmöglichkeiten in diesem Buch helfen den Betroffenen bei der Einhaltung ihres ganz individuellen Ernährungsfahrplans.

Prof. Dr. med. A. Gries

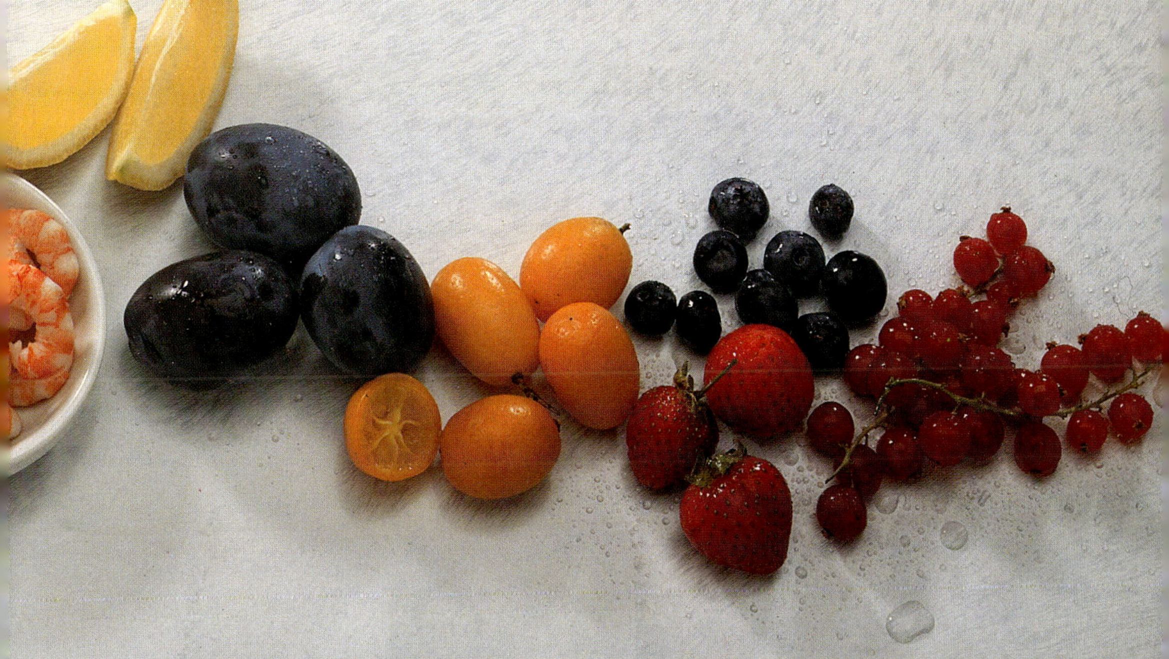

INHALT

Wichtiger Hinweis

Die Rezepte und Ratschläge in diesem Buch stammen von Fachleuten, sind erprobt und richten sich in erster Linie an Typ-II-Diabetiker. Die medizinische Forschung auf diesem Gebiet ist jedoch noch nicht abgeschlossen, und zu Einzelfragen werden auch von namhaften Wissenschaftlern abweichende Meinungen vertreten.
Darüberhinaus reagiert jeder Organismus anders. Deshalb darf eine bestimmte Ernährung – beispielsweise für Diabetiker – ebenso wie die Behandlung mit bestimmten Medikamenten, wie zum Beispiel mit blutzuckersenkenden Tabletten oder Insulin, nicht ohne Rücksprache mit dem Hausarzt durchgeführt werden – bitte informieren Sie sich bei ihm.

Abkürzungen bei den Nährwertangaben

kJ	Kilojoule
kcal	Kilokalorien
KH	Kohlenhydrate
EW	Eiweiß
F	Fett

Was heißt Diabetes mellitus?

Das Stichwort Diabetes oder Zuckerkrankheit finden Sie heute in jedem Gesundheitsbuch und in jedem Lexikon. Dort können Sie nachlesen, daß es sich beim Diabetes mellitus um eine chronische Stoffwechselkrankheit handelt, die durch eine Erhöhung des Blutglukosespiegels – das ist der Blutzucker – charakterisiert ist und die auf einen Mangel an Insulin oder eine unzureichende Insulinwirkung zurückzuführen ist. Der Diabetes mellitus ist eine häufige Erkrankung, die sich bei etwa 5% der erwachsenen Bevölkerung findet, die Mehrzahl der Erkrankungen tritt im fortgeschrittenen Erwachsenenalter auf. Sie ist bei Übergewicht besonders häufig.
Das sind nüchterne Erläuterungen. Aber was heißt es, ein/e Diabetiker/in zu sein? In dem Wunsch, für die Umwelt als gesund und immer »gut drauf« zu erscheinen, versuchen viele Diabetiker, ihren Diabetes zu verstecken. Oft gelingt ihnen dies zumindest für kürzere Zeit. Aber es ist sicherlich nicht klug, sich so zu verhalten, denn auf Dauer leistungsfähig bleiben und fast wie ein gesunder Mensch leben, können Sie nur, wenn Sie den Diabetes beachten und behandeln. Wird er vernachlässigt, so setzt er sich langfristig immer durch und fordert seinen Tribut.

Am Anfang stehen häufig scheinbar harmlose Beschwerden, das Wohlbefinden und die Spannkraft nehmen ab, die Leistungsfähigkeit sinkt. Manch einer gewöhnt sich daran und nimmt die Veränderungen gar nicht mehr wahr, weil er sie für den normalen Preis des Älterwerdens hält. Aber die Lebensqualität ist eingeschränkt. Später kann es zu Durst, starkem Wasserlassen, Gewichtsabnahme, vielleicht Heißhunger aber auch Appetitlosigkeit und Lethargie kommen. Auf Dauer drohen die chronischen Komplikationen, die sich an den Augen, den Nerven, den großen Blutgefäßen von Herz, Hirn und Beinen und an den kleinen Blutgefäßen, zum Beispiel in den Nieren, bemerkbar machen.
Dadurch ist dann nicht nur die Lebensqualität, sondern auch die Lebenserwartung vermindert. In den meisten Industriestaaten beträgt sie heute immer noch nicht mehr als zwei Drittel der normalen Lebenserwartung, und alles dies ist vermeidbar, wenn Sie den Diabetes ernst nehmen und richtig behandeln. Dann bleiben Sie voll leistungsfähig, wie Olympiateilnehmer, Künstler und bedeutende Leute aus Wirtschaft und Politik täglich beweisen. Dann ist die Lebenserwartung praktisch normal, Sie sind vor Komplikationen geschützt.

Allerdings darf die richtige Behandlung nicht erst begonnen werden, wenn schon Probleme aufgetreten sind. Denn was schon da ist, kriegen Sie nur schwer oder gar nicht wieder weg.
Diabetes ist keine Krankheit, vor der Sie Angst haben müssen, denn gegen alle Gefahren läßt sich etwas tun. Aber er ist eine Aufgabe, die Sie ernst nehmen müssen.

Typ-I- und Typ-II-Diabetes

Am besten ist es offenbar, so vorzubeugen, daß erst gar kein Diabetes entsteht. Wann ist es möglich vorzubeugen, und was sollten Sie tun?
Um die Antwort darauf zu verstehen, müssen Sie wissen, daß es viele Formen des Diabetes gibt, die unterschiedliche Ursachen und auch unterschiedliche Verläufe haben. Am häufigsten sind allerdings zwei Typen: der Typ II oder nichtinsulinabhängige Diabetes mellitus (international NIDDM abgekürzt) und der Typ I oder insulinabhängige Diabetes mellitus (international IDDM).
Ist es möglich, der Erkrankung an Diabetes vorzubeugen, wenn man weiß, daß sie in manchen Familien gehäuft vorkommt, also offenbar erblich begünstigt ist? Um darauf antworten zu können, muß man zunächst einmal wissen, daß es verschiedene Formen des Diabetes gibt, die ganz unterschiedliche Ursachen und Verläufe haben.

Die meisten Diabetiker gehören einem von zwei Krankheitstypen an. Der Typ I, der insulinabhängige Diabetes bezeichnet ein Krankheitsbild, das zwar in jedem Lebensalter, besonders häufig aber vor dem 30. Lebensjahr auftritt. Die Krankheitszeichen entwickeln sich bei den meist schlanken Patienten in der Regel innerhalb weniger Wochen oder Tage, manchmal auch dramatisch schnell. Es kommt in kurzer Zeit zu bedrohlichen Situationen, wenn die Patienten nicht mit Insulin behandelt werden. Zusätzlich neigen sie zur Bildung von »Ketonkörpern«, das sind saure Abbauprodukte der Fettsäuren, die vom Körper entgiftet werden müssen. Bei dieser Form des Diabetes liegt eine Entzündung der insulinproduzierenden Zellen in der Bauchspeicheldrüse vor, die zu einem Verlust von Insulin führt. Die Entzündung tritt fast nur bei Menschen auf, deren Erbgut bestimmte Gene aus dem sogenannten »HLA-Bereich« enthält. Wichtig ist, daß die Entzündung der insulinproduzierenden Zellen viel früher beginnt als die Beschwerden und durch Tests im Blut erkennbar ist. Die drohende Erkrankung an Typ-I-Diabetes läßt sich also in der Regel schon im voraus erkennen. Weltweite Bemühungen, durch eine Behandlung im Vorfeld den Ausbruch der Erkrankung zu verhindern, sind bis heute leider vergeblich geblieben. Trotzdem sind diese Erkenntnisse wichtig, denn Eltern können durch Untersuchungen ihrer Kinder feststellen, ob ein Kind die Anlagen besitzt, die den Typ-I-Diabetes begünstigen, und sie können durch Blutuntersuchungen feststellen, ob sich der Krankheitsprozeß bereits entwickelt und sich dann darauf einstellen.

Ganz anders ist es beim Typ-II-Diabetes, dem nicht-insulinabhängigen Diabetes mellitus. Hier erkranken die meist zum Übergewicht neigenden Patienten oft im fortgeschrittenen Erwachsenenalter. Die Krankheit beginnt so schleichend, daß sie unter Umständen über Jahre hinweg nicht erkannt wird, wenn nicht gezielt danach gesucht wird. Häufig finden sich einzelne oder sogar mehrere an Typ-II-Diabetes erkrankte Personen in der Verwandtschaft. Zum Diabetes kommt es in diesen Fällen nicht, weil die Bauchspeicheldrüse kein Insulin mehr produzieren kann, sondern weil das Insulin an den Geweben nicht richtig wirkt. Das heißt dann Insulinresistenz.

Die Erbanlagen, die diesem Krankheitsbild zugrundeliegen, sind noch nicht bekannt. Aber es ist sicher, daß die wichtigsten auslösenden Einflüsse das Übergewicht, Fettstoffwechselstörungen mit Vermehrung der Triglyceride im Blut und Bewegungsmangel sind. Bei diesem Krankheitsbild sind deshalb die Chancen außerordentlich gut, den Ausbruch der Erkrankung hinauszuschieben oder sogar zu verhindern. Voraussetzung: das Körpergewicht normalisieren, täglich ausgiebig körperlich arbeiten, Sport treiben oder sich sonstwie bewegen und gegebenenfalls Fettstoffwechselstörungen durch Diät oder Medikamente behandeln.
Daß es solche unterschiedlichen Typen gibt, haben die Ärzte schon am Anfang des Jahrhunderts erkannt und darauf hingewiesen.
Typ-II-Diabetiker brauchen also nicht unbedingt Insulin, sie entwickeln auch seltener Ketonkörper, dafür aber sehr häufig schwere Fettstoffwechselstörungen und viele von ihnen sind zusätzlich mit Bluthochdruck belastet.

Die Rolle des Insulins im Stoffwechsel

Der Schlüssel zum Verständnis des Diabetes ist das Insulin. Dieses Hormon wird in den B-Zellen der Langerhans'schen Inseln in der Bauchspeicheldrüse gebildet. Es besitzt zentral wichtige Funktionen in der Regulation des Stoffwechsels. Wenn man sie mit einem Schlagwort zusammenfassen will, so läßt sich sagen, daß Insulin an allen Prozessen beteiligt ist, die zum Aufbau des Körpers führen. Mithin ist bei Insulinmangel der Aufbau von Körpersubstanz gestört und es kommt statt dessen sogar zum Abbau.
Die vielfältigen Wirkungen des Insulins zeigen sich zunächst einmal am Blutzucker. Die Konzentration des Blutzuckers kann durch viele Einflüsse gesteigert werden, zum Beispiel durch Nahrungsaufnahme, durch Freisetzung von Zucker aus Zuckerdepots des Körpers und durch Zuckerneubildung. Die zuletzt genannten Prozesse werden durch eine Reihe von Hormonen und auch durch das Nervensystem angeregt. Es gibt aber nur ein Hormon, das den Zuckerspiegel senkt, und das ist Insulin. Deshalb kommt es immer dann, wenn Insulin fehlt oder nicht richtig wirkt, zu einem Anstieg des Blutzuckers, zu einer Hyperglykämie.
Normalerweise ist der Spiegel des Blutzuckers sehr fein regu-

liert. Er bewegt sich bei gesunden Menschen etwa zwischen 60 und 120 mg/dl, bei ein und derselben Person in noch engeren Grenzen. Die Leistung des Insulins besteht darin, alle anderen blutzuckersteigernden Einflüsse ausgleichen zu müssen. Um dies zu bewirken, wird Insulin von Augenblick zu Augenblick bedarfsgerecht aus der Bauchspeicheldrüse freigesetzt. Dieser Vorgang ist so genau reguliert, daß auf kleinste Anstiege des Blutzuckers im Zeitraum von Sekunden ein Anstieg des Insulins folgt. Wenn bei Insulinmangel der Blutzuckerspiegel über den normalen Bereich ansteigt, beginnt die Niere, Zucker auszuscheiden. Da dies nur möglich ist, wenn die Niere Flüssigkeit mitliefert, kommt es zur vermehrten Harnflut, zum Durst und schließlich, wenn die Flüssigkeitsaufnahme nicht mehr ausreicht, zum Austrocknen des Körpers.

Insulin ist aber nicht nur für den Zuckerstoffwechsel von Bedeutung. Das Hormon ist auch für den Aufbau von Eiweiß, dem Baustein des Lebens, erforderlich. Wenn Insulin fehlt, kommt es zum Eiweißabbau, der sich beispielsweise in Muskelschwächungen, aber auch in der Störung vieler anderer Lebensvorgänge äußert.
Als Hormon des Aufbaues spielt Insulin auch eine entscheidende Rolle im Fettstoffwechsel. Nur wenn Insulin vorhanden ist, kann Fett vom Körper neu gebildet und gespeichert werden. Wenn Insulin fehlt, kommt es zur Mobilisation von Fett. Das bedeutet eine Abnahme der Fettdepots, häufig einen Anstieg der Fette im Blut und vor allen Dingen einen gesteigerten Fettabbau. Das ist deshalb wichtig, weil bei diesem Prozeß in großer Menge Fettsäuren bzw. fettsäureähnliche Säuren entstehen, die sogenannten »Ketonsäuren«, die zu einer Übersäuerung des Organismus führen können und auf diese Weise sehr gefährlich werden. Die drohende Übersäuerung läßt sich durch einen einfachen Urintest feststellen. Schließlich wirkt Insulin aber auch auf den Salzhaushalt. Wichtige Ionen wie Natrium und Kalium werden durch Insulin innerhalb und außerhalb der Körperzellen im richtigen Gleichgewicht gehalten. Wenn Insulin fehlt, bildet sich ein Ungleichgewicht aus, das sich auf die Funktion aller Körperzellen nachteilig auswirken kann und viel zu dem Beschwerdebild der Diabetiker beiträgt.
Angesichts dieser vielfältigen Aufgaben des Insulins wundert es nicht, daß Insulin ein lebensnotwendiges Hormon ist, dessen Fehlen unser Organismus nur sehr kurze Zeit überstehen kann. Und es wundert auch nicht, daß immer dann, wenn Insulin nicht in ausreichender Menge zur Verfügung steht, die Körperfunktionen vielfältig gestört werden, weil der Zellstoffwechsel nicht mehr richtig reguliert ist.

Wie kommt es zum Typ-II-Diabetes?

Inzwischen ist etwas genauer erforscht, wie es zum Diabetes mellitus kommt. Fast immer liegt eine Erbanlage vor, durch die es zur Krankheitsbereitschaft kommt. Dieser Erbeinfluß ist beim Typ-II-Diabetes besonders stark, so daß sich bei eineiigen Zwillingen zum Beispiel vorher schon sagen läßt, daß entweder beide Zwillinge vom Diabetes verschont bleiben oder – wenn eines erkrankt ist – der andere früher oder später auch einen Diabetes bekommt. Die Erkrankungsbereitschaft führt aber nicht immer zum Ausbruch der Erkrankung, vielmehr bedarf es dazu fördernder Einflüsse aus der Umwelt.

Die Gene, die für diese Krankheit verantwortlich sind, ließen sich bisher nicht lokalisieren. Aber es wurde entdeckt, daß die Krankheit sehr früh mit dem Auftreten einer Unterempfindlichkeit des Organismus gegenüber der Hormonwirkung des Insulins beginnt. Tritt dies ein, wird bald danach auch die Freisetzung von Insulin aus den Langerhans'schen Inseln der Bauchspeicheldrüse träge, das heißt, sie erfolgt nicht mehr zeitgerecht und ist deshalb nicht in der Lage, die Unempfindlichkeit des Organismus zu überwinden. Wenn wir auch nicht genau wissen, was diesen Störungen in den Körperzellen zugrunde liegt, so kennen wir doch beim Typ-II-Diabetes viele auslösende Ursachen: Es sind vor allem das Übergewicht oder die Adipositas, besonders wenn diese auf den Körperstamm (das ist der Rumpf) konzentriert ist; es sind die Fettstoffwechselstörungen, besonders wenn die Neutralfette oder Triglyceride im Blut erhöht sind; und es ist die körperliche Inaktivität, die heute weit verbreitet ist.

Der Typ-II-Diabetes geht also oft mit Übergewicht und Fettstoffwechselstörungen einher, dazu kommt in vielen Fällen noch ein Bluthochdruck. Damit treffen vier Faktoren zusammen, die heute für die meisten Krankheiten und Todesursachen in den hochzivilisierten Industrieländern verantwortlich sind. Beim Zusammentreffen von Typ-II-Diabetes, Adipositas, Fettstoffwechselstörungen und Bluthochdruck wird vom »tödlichen Quartett« gesprochen, um damit schlagwortartig die große Bedeutung dieser oft unterschätzten Krankheiten zu beleuchten.

Vorbeugen ist besser

Besonders wichtig ist aber, daß sich durch diese Erkenntnis auch Empfehlungen für die Vorbeugung ableiten lassen. Wer mit Diabetes erblich belastet ist, sollte sich viel bewegen und dafür sorgen, daß das Körpergewicht nicht über den Normwert ansteigt. Der Fettstoffwechsel und der Blutdruck sind zu überprüfen und beides, wenn notwendig, zu behandeln.
Bei der Gewichtsabnahme ist das Ziel keineswegs die Mannequinfigur. Und auch Radikalkuren, um die Pfunde zu verlieren, sind nicht angebracht. Kuren, die nur mit Mühe durchzuhalten sind, so daß es anschließend zur erneuten Gewichtszunahme kommt (sogenanntes Weight cycling oder Jojo-Gewicht) können sogar schädlich sein. Richtig ist dagegen eine langsame, aber stetige Gewichtsabnahme.

Früherkennung ist wichtig

Was aber ist zu tun, wenn es für Vorbeugemaßnahmen zu spät ist, weil bereits eine diabetische Stoffwechselstörung vorliegt? Keineswegs sollten Sie warten, bis es zu den bekannten Anzeichen (Symptomen) wie Verlust von Vitalität und Leistungsfähigkeit und schließlich vermehrtes Wasserlassen, Durst, Gewichtsabnahme, Muskelschwäche und Hautentzündungen kommt. Vielmehr sollte jeder, der bei sich Risikofaktoren für den Diabetes mellitus erkennt, darauf bedacht sein, die Diagnose möglichst früh zu stellen, um durch eine Behandlung das Auftreten von Dauerschäden zu verhindern.
Der einfachste und sicherste Weg zur Diagnose führt über die Bestimmung des Blutzuckers und nicht über die Harnuntersuchung, die erst in fortgeschrittenen Stadien des Diabetes positiv ausfällt.
Ist ein Diabetes erkannt, ist jedes Abwarten falsch. Die Behandlung sollte unverzüglich beginnen. Ziel der Behandlung ist die möglichst vollständige Korrektur der Stoffwechselstörungen und die Beseitigung aller Risikofaktoren, die sogenannte normnahe Einstellung. Außer in gefährlichen Stadien der Stoffwechselstörung steht bei Typ-II-Diabetes stets die Ernährungsbehandlung ganz im Vordergrund.

Ernährungstherapie bei Typ-II-Diabetes

Die Ernährung spielt bei Typ-II-Diabetikern deshalb eine so entscheidende Rolle, weil sie gleich drei wichtige Aufgaben erfüllen soll:

1. Die Ernährung soll vor allem dazu beitragen, diejenigen Einflüsse zurückzudrängen, die den Typ-II-Diabetes auslösen und die seine Behandlung erschweren. Das sind Übergewicht und solche Fettstoffwechselstörungen, bei denen vor allem die Neutralfette (Triglyceride) vermehrt sind.

2. Die Ernährung soll dazu beitragen, daß eine normnahe Stoffwechseleinstellung des Diabetes erreicht wird, also der Zuckerspiegel des Blutes weder zu hoch ansteigt noch zu tief absinkt (siehe oben).

3. Die Ernährung soll sich günstig auf die Störungen auswirken, die das Risiko der Diabetiker für Erkrankungen der Blutgefäße, wie zum Beispiel Herzinfarkt oder Nierenstörungen, verursachen.

Glücklicherweise lassen sich diese vielfältigen Anforderungen an die Ernährung gut miteinander vereinbaren. Es ergeben sich sogar Empfehlungen, die nicht nur alle Typ-II-Diabetiker beherzigen sollten, sondern die auch für die (noch) gesunden Nichtdiabetiker bestens zur Vorbeugung geeignet sind. Die Kost der Typ-II-Diabetiker ist also ohne weiteres als Familienkost geeignet.

Wie soll die Ernährung aussehen?

• Übergewicht beseitigen

Wenn Übergewicht beseitigt werden soll – und das ist bei der großen Mehrzahl der Typ-II-Diabetiker angebracht – muß man so knapp essen, daß der Organismus gezwungen wird, auf seine Reserven, die Fettdepots, zurückzugreifen. Eine solche energiearme (kalorienarme) Kost heißt Reduktionskost. Es ist aber nicht damit getan, einfach weniger zu essen als bisher. Normalerweise essen die Menschen hierzulande mehr als sie brauchen. Den Überschuß vergeudet der Organismus durch Wärmeproduktion oder er lagert ihn in die Fettdepots ein. Sobald weniger gegessen wird, entwickelt der Organismus Sparmechanismen. Er vergeudet immer weniger Energie und bildet keine neuen Fettdepots. Das heißt aber noch lange nicht, daß er seine vorhandenen Fettdepots einschmilzt. Um das mit Sicherheit zu erreichen, müssen in der Regel 800–1000 Kalorien (kcal) weniger gegessen werden als bisher. Auf der sicheren Seite ist man im allgemeinen bei einer Kalorienaufnahme unter 1300 kcal.
Andererseits ist es aber auch wichtig, daß die Reduktionskost alle lebenswichtigen Vitalstoffe, wie Vitamine, Spurenelemente und andere enthält. In der Regel ist das bei einer abwechselungsreichen Kost mit mindestens 1000 kcal sichergestellt. Wollen oder sollen Sie aber noch knapper essen, so ist es gut, sich an Speisepläne mit vitalstoffreichen Gerichten zu halten.

Die Gewichtsabnahme soll nie übertrieben werden. Es hat keinen Sinn, sich und sein Durchhaltevermögen zu überfordern. Der ganz auf Sparen eingerichtete Organismus reagiert auf Ernährungsfehler sofort mit Gewichtszunahme. Die dann einsetzenden Frustrationen können rasch die besten Vorsätze zunichte machen.

• Blutzuckerspitzen vermeiden

Die Hyperglykämie (zu hohe Blutzuckerwerte) kommt bei Typ-II-Diabetikern durch zwei Ursachen zustande:

1. Die Hyperglykämie im Nüchternzustand, also morgens vor dem Frühstück, beruht auf einer gesteigerten Zuckerbildung durch den Organismus. Sie kann nicht direkt durch Ernährungsmaßnahmen beeinflußt werden.

2. Die Ursache der Hyperglykämie nach einer Mahlzeit sind die Zuckerstoffe (Kohlenhydrate) der Nahrung. Die Verwertung des Nahrungszuckers ist morgens weniger gut als im Laufe des Tages, und deshalb haben viele Diabetiker nach dem Frühstück die höchsten Blutzuckerwerte des Tages. Die Blutzuckerspitzen nach den Mahlzeiten können Sie vermeiden, indem Sie die Mahlzeiten möglichst nicht zu groß machen und Kohlenhydrate und Gerichte auswählen, bei denen die Glukose nicht rasch, sondern langsam ins Blut eintritt.

Für die Praxis bedeutet das, die Nahrung nicht auf wenige große Mahlzeiten zu beschränken, sondern in Form von fünf bis sechs möglichst gleich großen Mahlzeiten über den Tag verteilt einzunehmen. Dabei sollten zuckerhaltige Gerichte vermieden und stärkehaltige Speisen bevorzugt werden.
Der Eintritt des Zuckers ins Blut wird aber auch dadurch verzögert, daß die Speisen nur in kleinen Portionen aus dem Magen in den Darm gelangen. Das ist zum Beispiel bei einer Ernährung der Fall, die ballaststoffreich ist (es werden etwa 30 g Ballaststoffe pro Tag empfohlen) und die Hauptnährstoffe (Kohlenhydrate, Fett, Eiweiß) in ausgewogenem Verhältnis enthält, also nicht einseitig ist.
Erst wenn eine solche diabetesgerechte Ernährung auch nach 4–6 Wochen den Blutzucker nicht in den gewünschten Bereich senkt, sollten Sie mit Ihrem Arzt über die Einnahme blutzuckersenkender Medikamente, sogenannter oraler Antidiabetika, sprechen.

• Vermeidung von Risikofaktoren

Schließlich kommt es darauf an, die Risikofaktoren der Typ-II-Diabetiker günstig zu beeinflussen. Das sind die Vermeidung des schon erwähnten Übergewichts, der Fettstoffwechselstörungen und des Bluthochdrucks. Kritische Ernährungseinflüsse hierfür sind außer dem Kaloriengehalt der Fettgehalt, der Alkoholgehalt und der Salzgehalt der Kost. Die Behandlung des Übergewichtes besteht in Reduktionskost (Seite 11). Diese bessert aber fast immer auch Fettstoffwechselstörungen.

Der Fettgehalt sollte höchstens ein Drittel des Energiegehaltes, also weniger als 33 %, ausmachen. Heute wird in Deutschland im Durchschnitt mehr als 40 % der Energie als Fett gegessen. Es ist also offensichtlich, daß Diabetiker sehr darauf achten müssen, fettarm zu essen.

Der günstige Effekt auf die Blutfette läßt sich dadurch verstärken, daß die begrenzte Fettmenge nur zu einem Drittel aus gesättigten Fettsäuren (Seite 12) besteht. In der Praxis heißt das, daß alle den Speisen zugegebenen Fette – einschließlich des Streichfettes – bevorzugt aus ungesättigten Fetten bestehen sollten. Das ist auch wichtig, um bei Reduktionskost den Bedarf an Fettsäuren mit Vitamincharakter zu befriedigen.

Alkohol trägt ebenfalls erheblich zu Fettstoffwechselstörungen und Bluthochdruck bei. Der Konsum sollte eingeschränkt und kontrolliert werden. Zweimal am Tag 1/8 l trockener Wein zum Essen ist eine Richtgröße, die immer dann akzeptabel sein dürfte, wenn nicht eine Lebererkrankung oder andere Gründe dagegen sprechen. Eine Regelung des Alkoholgenusses ist aber erforderlich, weil Alkohol ohne gleichzeitige Nahrungsaufnahme in unkalkulierbarer Weise blutzuckersenkend wirken kann und andererseits Alkohol wie ein Aperitif den Appetit anregt und damit die kontrollierte Ernährung erschwert. Reduktionskost und Vermeidung von Alkohol bessern auch den Bluthochdruck.

Es ist bei Bluthochdruck aber auch angebracht, möglichst salzarm zu essen. Wer sparsam salzt, erreicht zusammen mit dem natürlichen Salzgehalt der Speisen eine Tageszufuhr unter 5 g. Das ist ohne großen Verlust an Eßgenuß erreichbar und auch ausreichend. Wenn trotz gezielter Ernährung die Blutfette nicht gesenkt und der Blutdruck nicht normalisiert werden können, sollten Sie mit Ihrem Arzt über den Einsatz von Medikamenten sprechen.

Die bisher genannten Regeln gelten für alle Typ-II-Diabetiker. Ausreichend sind sie aber nur, wenn eine erfolgreiche Behandlung allein mit Reduktionskost oder mit diabetesgerechter Ernährung und oralen Antidiabetika gelingt. Wenn eine Insulinbehandlung erforderlich wird, müssen weitere Regeln befolgt werden. Entscheidend ist es dann, die blutzuckersteigernde Wirkung der Ernährung mit der blutzuckersenkenden Wirkung des Insulins harmonisch aufeinander abzustimmen. In diesen Fällen ist es notwendig, den Kohlenhydratgehalt der einzelnen Mahlzeiten genau zu berücksichtigen. Je nach Art der Insulinbehandlung kann es erforderlich werden, Art, Größe und Zeitpunkt der Mahlzeiten zu regeln oder aber aufgrund einer Blutzuckerselbstkontrolle von Fall zu Fall mit der Insulindosis abzustimmen. Hierfür lassen sich nur schwer allgemeine Regeln aufstellen, denn eine solche Behandlung muß stets auf die individuellen Bedürfnisse eines jeden einzelnen Diabetikers zugeschnitten werden.
Alle Diabetiker, auch sorgfältig geschulte Diabetiker, sollten die Behandlung ihres Diabetes stets mit ihrem Arzt absprechen. Bei Insulinbehandlung ist das ganz besonders wichtig.
An dieser Schilderung der Ernährungsbehandlung der Typ II Diabetiker erkennen Sie, daß es viele Gesichtspunkte gibt, die berücksichtigt werden müssen. Die Regeln sind aber einleuchtend und nachvollziehbar, so daß der/die geschulte Patient/in gut in der Lage ist, sie selber sinnvoll in seine/ihre Ernährungsbehandlung einzubringen. Manchen Diabetikern wird aber die damit verbundene Verantwortung und die Mühe der Überlegungen vielleicht auch lästig. Sie halten sich lieber an die Anweisungen ihres Arztes und sind froh über vorgegebene Speisepläne. Deshalb wird eine Rezeptesammlung, wie sie dieses Buch bietet, für viele eine willkommene Anregung und Quelle für interessante Ideen sein. Für viele ist sie vielleicht auch eine Anleitung zum richtigen Essen, an die sie sich zu ihrem eigenen Vorteil vertrauensvoll halten können.

Zu viele Pfunde machen krank

Gehören Sie auch zu den Menschen, die beim Essen schon immer kräftig zugelangt haben? Wenn ja, dann haben Sie sich über die Jahre vielleicht ein paar Pfunde zuviel angegessen. Ihr Arzt hat Ihnen womöglich gesagt, daß Sie Übergewicht haben. Aber damit nicht genug: Die Blutzuckerwerte waren auch viel zu hoch. Ein Diabetes vom Typ II wurde letztlich festgestellt. Was nun?
Übergewicht spielt bei der Entstehung des Typ-II-Diabetes eine (ge)wichtige Rolle. Denn wegen des Übergewichts kann das körpereigene Insulin an Wirksamkeit verlieren. Dies bewirkt sowohl einen zu hohen Blutzuckerwert als auch das erhöhte Risiko einer Folgeerkrankung, zum Beispiel einer koronaren Herzkrankheit.
80 % der Betroffenen haben zu Beginn der Behandlung deutlich zuviel Gewicht. Nun heißt es auf jeden Fall: nicht resignieren, aber abspecken! Denn beim Typ-II-Diabetes mit Übergewicht müssen erst einmal die überflüssigen Pfunde purzeln. Mit normalem Körpergewicht kann das körpereigene Insulin wieder wirken und den Blutzuckerspiegel auf normale Werte senken.

Wenn Diät allein nicht hilft

Ihr Arzt kann es für notwendig halten, die Behandlung mit Tabletten (orale Antidiabetika) weiterzuführen. Wenn die Blutzuckerwerte auch nach Diät und Tabletteneinnahme zu hoch bleiben, ist eine Behandlung mit Insulin angezeigt. Dann steht nicht mehr die Gewichtsreduktion im Vordergrund: Bei Behandlung mit Antidiabetika und Insulin muß die Ernährung speziell darauf eingestellt werden.

Das dicke Problem

Warum wird man eigentlich dick? Vielleicht haben Sie sich diese Frage auch schon einmal gestellt.
Die Ausreden und Erklärungen sind jedenfalls vielfältig, wenn es darum geht, übermäßige Pfunde zu rechtfertigen. Manche glauben fest daran, die Drüsen seien schuld; andere machen ihren schweren Knochenbau dafür verantwortlich, wenn die Waage zuviel anzeigt.
Tatsächlich werden auch unter Ernährungsexperten verschiedene Ursachen für das Entstehen von Übergewicht diskutiert. Aber was auch immer unseren Körper dazu veranlassen mag, schon kleinere Eßsünden als Depotfett anzulegen – die Ernährung stimmt auf jeden Fall nicht. Offensichtlich wird zuviel Energie in Form von Speisen und Getränken zugeführt. Der Körper kann diese Energiemengen nicht alle verwerten und speichert sie dann als Fettdepots. Beim Typ-II-Diabetiker sitzen diese Depots vor allem am Bauch. Der für Männer typische »Schmerbauch« kommt dann auch bei Frauen vor, die ihr überschüssiges Fett normalerweise an Oberschenkeln und Gesäß sammeln. (Das weibliche Fettverteilungsmuster wird »Birnentyp«, das männliche, am Bauch sitzende, »Apfeltyp« genannt.)
Das Bauchfett ist für die Gesundheit besonders gefährlich. Denn es ist aktiv am Stoffwechsel beteiligt, verringert die Insulinwirkung und begünstigt eine Fettstoffwechselstörung. Weiteres Risiko ist häufig noch ein gleichzeitiger Bluthochdruck. Deshalb hat die Ernährung bei Typ-II-Diabetes nicht nur die Normalisierung des Blutzuckers zum Ziel, sondern muß auch ungünstige Blutfettwerte und zu hohen Blutdruck mitberücksichtigen.

Lernen, mit Diabetes zu leben

Als Patient/in haben Sie einen wesentlichen Einfluß auf den weiteren Verlauf Ihres Diabetes. Denn es kommt darauf an, daß Sie sich Ihrem Diabetes entsprechend richtig ernähren, um wieder zu akzeptablen Blutzukkerwerten zu gelangen. Eine diabetesgerechte Ernährung bedeutet, daß Sie vor allem Ihre Eß- und Trinkgewohnheiten ändern müssen. Dabei hilft Ihnen eine Diabetiker-Schulung durch Ärzte, Diätassistenten oder kompetente Ernährungsberater. In der Diabetiker-Schulung erfahren Sie, welche Ernährung speziell für Sie und Ihren Diabetes die richtige ist. Dabei werden die vom Arzt verordnete Therapie, Ihre persönliche Situation und sogar Ihre bisherigen Ernährungsgewohnheiten berücksichtigt. Bringen Sie möglichst Ihre/n Partner/in oder eine andere Person aus dem Kreis Ihrer Angehörigen mit, damit er/sie Verständnis für Ihre spezielle Lage bekommt. An die Empfehlungen der Beratung sollten Sie sich unbedingt halten. Denn je mehr Sie über Ihre individuell richtige Ernährung lernen, desto sicherer und selbständiger können Sie sich Ihre täglichen Mahlzeiten selbst zusammenstellen.

Der gesunde Weg zum Abnehmen

Wenn es erst einmal darum geht, Ihr Gewicht zu reduzieren, sollten Sie sich nicht das Traumgewicht eines Fotomodells zum Ziel setzen. Besonders wenn Sie viel Gewicht verlieren müssen, ist es günstiger, sich Zwischenziele zu stecken. Das heißt, Sie sollten langsam aber sicher die Pfunde purzeln lassen. Bei einer beständigen Gewichtsabnahme von 1–2 kg im Monat, bis das Normalgewicht erreicht ist, dürfen Sie bereits zufrieden sein. Wenn Sie sogar bis zu 4 kg abnehmen können, ist das noch besser. Machen Sie auf keinen Fall eine der vielen Modediäten! Auch Saunagänge machen Sie nicht leichter. Für eine langfristige Gewichtsabnahme ist eine Diät mit einem Energiegehalt von mindestens 1000, besser noch 1200 Kilokalorien (kcal; 5000 kJ) am Tag geeignet. Dabei ist es wichtig, energiearme Lebensmittel auszuwählen.
Falls Sie eine noch energieärmere Diät (also unter 1000 kcal) brauchen, wird sie Ihnen vom Arzt verordnet und unter seiner Aufsicht durchgeführt.

Es ist aber nicht die Diät allein, die Ihnen zum Erfolg verhelfen soll. Entdecken Sie an sich eine sportliche Seite! Denn durch Wandern, Radfahren oder Schwimmen verbrauchen Sie zusätzlich Kalorien. Außerdem lenken solche Aktivitäten auch ganz gut vom Wunsch nach einer fetten Schweinshaxe ab. Und keine Angst – genießen dürfen Sie auch weiterhin. In diesem Buch finden Sie viele leichte, leckere Rezepte, die Ihnen das Abnehmen erleichtern und/oder Ihnen zu einem gleichmäßigen, gesunden Körpergewicht verhelfen.

Das ideale Körpergewicht

Wieviel dürfen Sie überhaupt wiegen? Neuerdings wird eine Berechnung mit dem Body-Mass-Index (BMI) vorgenommen:

Das Körpergewicht in Kilogramm geteilt durch die Körpergröße in Metern zum Quadrat.
Beispiel für eine Person von 1,70 m Körpergröße und einem Gewicht von 70 kg:
70 (kg) : 1,7 (m) × 1,7 (m) = 70 : 2,89 = 24,22
Wünschenswert ist für Frauen eine Zahl unter 24, bei Männern unter 25. Bei Frauen wird ein Wert bis 26 toleriert, bei Männern bis 27.

Das Körpergewicht ist eine individuelle Sache. Es muß zusammen mit dem Krankheitsbild, dem Alter und der verordneten Therapie betrachtet werden.

Deshalb ist es unerläßlich, sich mit dem behandelnden Arzt zu besprechen. Zur praktischen Durchführung brauchen Sie dann noch Tageskostpläne, eine richtig funktionierende Personenwaage und den festen Willen, mitzumachen. Damit Sie auch langfristig ein gesundes Körpergewicht behalten.

Lebensmittel richtig auswählen

Für Sie als Diabetiker/in ist es sehr wichtig, die Lebensmittel zu kennen, die gut oder überhaupt nicht für Sie geeignet sind. Um überflüssige Pfunde zu verlieren, sollten Sie kalorienarme, aber möglichst wertvolle Lebensmittel auswählen. Das sind solche, die reich an Nährstoffen, aber dabei nicht zu fett oder zu süß sind. Für einen besseren Überblick sind die Lebensmittel in Gruppen eingeteilt:

- Milch und Milchprodukte

Sie sind wichtige Eiweiß- und Calciumlieferanten. Milch und daraus hergestellte Produkte wie Sauermilcherzeugnisse und Käse gibt es auch in kalorienreduzierter Form. Fettarme Milchprodukte sind Buttermilch, fettarmer Joghurt, Kefir und Dickmilch. Milch selbst gibt es in drei Varianten: Vollmilch mit 3,5 % Fett, fettarme Milch mit 1,5 % Fett und Magermilch mit 0,3 % Fett.

- Fleisch, Fisch und Eier

Diese Lebensmittel sind wertvolle Eiweißlieferanten. Fleisch ist außerdem eine Quelle für den Mineralstoff Eisen. Schweinefleisch enthält viele B-Vitamine. Fleisch und Wurstwaren sind unterschiedlich fett. Besonders durch die versteckten Fette können sie recht kalorienreich sein. Mager sind Filet und Teile aus Rücken oder Keule. Ebenfalls kalorienarm, aber oft preiswerter, ist das Fleisch von Pute und Hähnchen. Innereien enthalten zwar wertvolle Nährstoffe, aber auch gleichzeitig den Fettbestandteil Cholesterin. Der ist auch reichlich in Hühnereiern und damit hergestellten Produkten enthalten.

- Brot, Kartoffeln und Nährmittel

Hier spielen Kohlenhydrate die Hauptrolle. Brot, Kartoffeln, Hülsenfrüchte und Getreideflocken sind reich an Eiweiß, Vitaminen und Mineralstoffen.
Besonders Vollkornbrot und Vollkornbrötchen sind wertvoller als Backwaren aus weißem Mehl. Sie enthalten auch mehr Ballaststoffe. Die sorgen für eine gute Verdauung, beeinflussen einen erhöhten Cholesterinspiegel günstig und lassen in Verbindung mit Kohlenhydraten den Blutzucker nur langsam ansteigen.
Ein ideales Lebensmittel ist die Kartoffel. Sie enthält wertvolles Eiweiß, außerdem Vitamine und Ballaststoffe, aber kein Gramm Fett.
Nährmittel wie Getreideflocken (für Müsli), Teigwaren, Reis, Graupen und Grieß enthalten viel Stärke in konzentrierter Form, weil sie wasserarm sind. Deshalb sollen diese Lebensmittel im Rahmen einer Reduktions-Diät nur in begrenzter Menge gegessen werden. Sie sind aber eine ideale Beilage zu wasserreichen Lebensmitteln wie Gemüse und Obst.

- Gemüse

Das Angebot ist zu jeder Jahreszeit reichhaltig. Gemüse läßt sich auch für den Vorrat gut einfrieren. Es enthält viel Wasser und ist deshalb kalorienarm. Der Gehalt an Mineralstoffen und Vitaminen variiert je nach Sorte. Ein weiteres großes Plus ist der Ballaststoffgehalt. 200 g Gemüse enthalten durchschnittlich etwa 5 g Ballaststoffe. 30 g Ballaststoffe täglich werden für eine gesunde Ernährung empfohlen. Übrigens spielen die Kohlenhydrate der meisten Gemüsesorten für den Blutzuckerspiegel keine Rolle.

- Obst

Das Angebot bei Obst ist ebenso vielfältig wie bei Gemüse. Früchte enthalten viel Wasser, außerdem Vitamine, Mineralstoffe und Spurenelemente. Kohlenhydrate sind bei Obst eher zu beachten als bei Gemüse. Denn Früchte enthalten schnell verwertbare Kohlenhydrate wie Fructose und Glukose.
Obst enthält aber auch Ballaststoffe. Besonders wirkungsvoll ist das Pektin in Äpfeln. Weil Ballaststoffe einen schnellen Blutzuckeranstieg verhindern, sind ganze Früchte für Diabetiker gesünder als Fruchtsaft.
Gut ist auch die Kombination von Obst mit Milchprodukten und ballaststoffreichen Getreideflocken, zum Beispiel in einem Müsli.

- Fette und Öle

Pflanzliche und tierische Fette und Öle liefern die meiste Energie unter den Nährstoffen. 1 g Fett hat 9 kcal, das ist mehr als doppelt soviel wie in Eiweiß oder Kohlenhydraten. Fett enthält nicht nur Energie, sondern auch Fettsäuren. Nach ihrer chemischen Struktur werden diese in gesättigte (vor allem in tierischen Fetten) sowie einfach und mehrfach ungesättigte Fettsäuren (eher in pflanzlichen Produkten) eingeteilt.
Weil wir tierische Fette schon durch Fleisch, Wurst und Milchprodukte zu uns nehmen, werden als Brotaufstrich und für die Zubereitung der Mahlzeiten pflanzliche Fette und Öle empfohlen: Margarine (möglichst ungehärtet), auch Diät- oder Halbfettmargarine mit mehrfach ungesättigten Fettsäuren, sowie Sonnenblumenöl, Olivenöl oder Keimöle. Verwenden Sie zum Braten kein kaltgepreßtes Öl. Es ist nicht hitzestabil und besser für Salatmarinaden geeignet. Wertvolle Öle zum Braten werden allerdings auch raffiniert (gereinigt) angeboten und können beim starken Erhitzen nicht verbrennen.

Konsequent schlank und gesund

Mit einer konsequenten Einstellung zum Essen und Trinken können Sie es schaffen, abzunehmen und Ihr Gewicht zu halten. Lassen Sie sich dabei nicht verunsichern. Denn ein gutgemeinter Rat von Freunden oder Bekannten muß nicht unbedingt gut für Sie sein. Sprüche wie »einmal ist keinmal« können Sie zu kulinarischen Ausrutschern verleiten, die Sie nachträglich sicher bereuen. Vertrauen Sie besser Ihren eigenen Ernährungskenntnissen. Dabei helfen Ihnen ein paar einfache Regeln.

- **Essen Sie vielseitig!**

Es gibt kein einzelnes Lebensmittel, in dem alle Nährstoffe ausreichend enthalten sind. Wählen Sie deshalb täglich verschiedene Lebensmittel aus, damit es an keinem der Nährstoffe mangelt. Kohlenhydrate, Fett und Eiweiß sind über den Tag verteilt in folgender Aufteilung ideal:

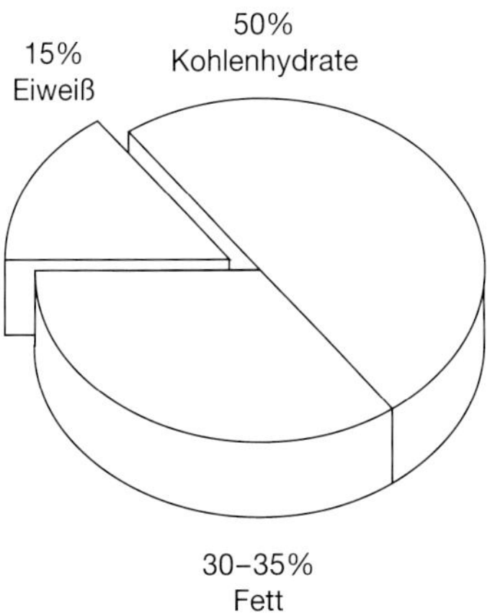

Geben Sie kohlenhydrathaltigen Lebensmitteln wie Getreide, Getreideprodukten, Kartoffeln, Gemüse und Hülsenfrüchten im Rahmen Ihres Kalorienfahrplans den Vorzug. Müssen Sie an Kalorien sparen, dann essen Sie sich an wasserreichen Lebensmitteln wie Gemüse (außer Kartoffeln, Hülsenfrüchten und Mais) und Salaten satt. Einen genauen Überblick über Lebensmittel, die Ihnen beim Abnehmen helfen, gibt Ihnen die Aufstellung auf Seite 90.

- **Vorfahrt für Kohlenhydrate**

Kohlenhydrate sind für die Ernährung bei Diabetes doppelt interessant. Denn sie liefern Energie, und das ist für Diabetiker mit Gewichtsproblemen von Bedeutung. Außerdem wirken Kohlenhydrate in unterschiedlicher Geschwindigkeit direkt auf den Blutzuckerspiegel (mehr dazu auf Seite 91). Die kleinste Einheit der Kohlenhydrate, also das Grundelement, ist die Glukose (Traubenzucker). Alle anderen, süß schmeckenden Kohlenhydrate wie Saccharose (Haushaltszucker), Fructose (Fruchtzucker) und die nicht süßende Stärke werden nach dem Essen zu Glukose aufgespalten.

- **Geizen Sie mit Fett!**

Dieser Grundsatz ist für Diabetiker, die abnehmen müssen, besonders wichtig.

- **Achten Sie auf Ihre Blutfettwerte!**

Diabetiker mit einem erhöhten Spiegel an Gesamt- und LDL-Cholesterin sollten tierische Fette mit überwiegend gesättigten Fettsäuren unbedingt reduzieren. Empfohlen werden statt dessen pflanzliche Fette mit ungesättigten Fettsäuren, am besten zu gleichen Teilen aus einfach und mehrfach ungesättigten Fettsäuren. Außerdem sollte die Cholesterinzufuhr eingeschränkt werden. Oberste Grenze sind 300 mg täglich.

- **Sparen Sie mit Salz!**

Diabetiker sollen täglich nicht mehr als 6 g Kochsalz (NaCl) verbrauchen. Bei einer Hypertonie (Bluthochdruck) sogar nur 3 g! Deshalb ist der Salzstreuer sparsam zu gebrauchen. Große Vorsicht ist auch bei Fertigprodukten und mit Salz konservierten Lebensmitteln geboten.

- **Weniger Süßigkeiten essen**

In Schokolade, Kuchen und anderen Leckereien steckt viel Energie. Das gilt auch für Produkte mit Fruchtzucker. Achten Sie deshalb besonders bei Süßigkeiten auf Kalorien. Meiden Sie Lebensmittel, die mit Saccharose und Glukose gesüßt sind, damit Ihr Blutzucker nicht in die Höhe schießt.

- **Vollkornprodukte sind besser**

Wenn Sie Brot kaufen, dann entscheiden Sie sich für Vollkornbrot. Brot und Gebäck aus Vollkornmehl enthalten mehr Mineralstoffe und Ballaststoffe. Probieren Sie zum Frühstück auch mal ein selbstgemischtes Müsli mit Getreideflocken.

- **Trinken, trinken, trinken**

Viel Flüssigkeit ist wichtig. Besonders wenn Sie abnehmen müssen, sollten Sie täglich mindestens 2 l trinken. Aber meiden Sie bitte Alkohol und mit Zucker gesüßte Getränke. Besser sind Mineralwasser, Tee und Kaffee (ohne Zucker). Es dürfen aber auch einmal Gemüsesäfte und Erfrischungsgetränke mit Süßstoff sein.

Ernährung im Alter

Wenn im vorgerückten Lebensalter Streß und Hektik nachlassen, stellt sich der Körper mit seinem Stoffwechsel darauf ein. Das betrifft zuerst einmal den Bedarf an Energie. Viele ältere Menschen essen noch immer zu reichhaltig. Deshalb wird allgemein eine knappe Kost empfohlen.
Manche haben aber auch ihre Probleme damit, täglich ihr Soll an Energie und Kohlenhydraten zu erreichen. Das spielt eine wesentliche Rolle bei denen, die mit oralen Antidiabetika der Art Sulfonylharnstoffe oder mit Insulin behandelt werden. Denn ohne geregelte Zufuhr an Kohlenhydraten kann es hier zu einer Unterzuckerung (Hypoglykämie) kommen.
Hier ein kurzer Überblick über die empfohlene tägliche Energiezufuhr:

Alter	kcal/kJ
36–50 männlich	2400/10000
36–50 weiblich	2000/8500
51–65 männlich	2200/9000
51–65 weiblich	1800/7500
über 65 männlich	1900/8000
über 65 weiblich	1700/7000

Wieviele Kalorien für Sie persönlich richtig sind, entscheidet letztlich Ihr Arzt oder die beratende Fachkraft.

Regelmäßige und ausgewogene Mahlzeiten sind natürlich auch für ältere Menschen wichtig. Dazu ein paar Tips:

- Das Auge ißt mit

Gestalten Sie sich jede Mahlzeit, auch wenn Sie allein sind, appetitlich und angenehm.

- Calcium für die Knochen

Fettarme Milchprodukte liefern Calcium. Deshalb sollten Sie diese täglich auf Ihrem Speiseplan haben. Eine ausreichende Calciumversorgung beugt Knochenbrüchen und Knochenverformungen vor.

- Vorratshaltung

Legen Sie sich einen Lebensmittelvorrat an. Das ist nützlich, wenn Sie einmal nicht einkaufen gehen können. Brot läßt sich in Scheiben einfrieren und, wenn es schnell gehen soll, im Toaster auftauen. Knäckebrot ist für den Vorrat gut geeignet. Frieren Sie selbstgekochte Brühe, Suppe oder Eintopf gleich in Portionen ein. Halten Sie immer einen kleinen Vorrat an Kartoffeln oder den lange haltbaren Püreeflocken im Haus. Als Milch für den Vorrat ist H-Milch am besten geeignet. Prüfen Sie ab und zu die Haltbarkeit Ihrer Vorräte und ersetzen Sie sie gegebenenfalls durch frische.

- Trinken – auch ohne Durst

Im Alter kann das Durstempfinden nachlassen. Achten Sie deshalb auf ausreichende Flüssigkeitszufuhr. Trinken Sie mindestens 2 l Flüssigkeit am Tag.

Schnelle Hilfe bei einer »Hypo«

Die Anzeichen, wenn der Blutzucker abfällt (Hypoglykämie), müssen unbedingt ernst genommen werden. Schon bei Blutzuckerwerten zwischen 80 und 100 mg/dl können Schweißausbruch, Händezittern und Herzklopfen auftreten. Das kommt besonders bei Typ-II-Diabetikern vor, die nach der Behandlung mit blutzuckersenkenden Tabletten auf Insulin umgestellt wurden. Befragen Sie unbedingt Ihr Blutzuckermeßgerät, damit Sie wissen, woran Sie sind. Bei leichten Anzeichen essen Sie ein paar Kekse (mit Fruchtzucker), bei deutlichen Anzeichen helfen die Kohlenhydrate, die schnell ins Blut schießen: Traubenzucker (Glukose), den es als Täfelchen im Lebensmittelhandel zu kaufen gibt. Oder Traubenzucker mit Fruchtgeschmack aus der Apotheke. Sehr rasche Abhilfe schafft ein Energiedrink mit Traubenzucker, der in kleinen Flaschen angeboten wird. Denn in flüssiger Form wirken die Kohlenhydrate noch schneller.

Kalorien sparen in der Küche

Dank moderner Gartechniken können Sie beim Braten und Schmoren Fett sparen und trotzdem leckere Gerichte auftischen. Hier ein paar Beispiele:

- Garen im Römertopf oder Schlemmertopf

Dabei handelt es sich um einen Tontopf mit Deckel, der vor Gebrauch mindestens 10 Minuten gewässert werden muß. Die Speisen garen dann im geschlossenen Topf ohne weitere Fettzugabe im Wasserdampf, den der Tontopf im Backofen entwickelt.

- Schmoren im Bratbeutel

Bratbeutel gibt es beidseitig geöffnet, als »Schlauch«, oder auf einer Seite geschlossen. Sie sind ideal für das Garen größerer Fleischstücke, von Geflügel oder Fisch im Ganzen. Die Speisen schmoren in nur wenig Flüssigkeit.

- Braten ohne Fett

Das ist in einer versiegelten (beschichteten) Bratpfanne möglich. Bei sehr magerem Fleisch kann es sein, daß die Pfanne leicht mit Öl ausgestrichen werden muß. Grundsätzlich sollte beim Anbraten die Temperatur nicht zu hoch sein.

Süßen mit gutem Gewissen

Als Ersatz für Zucker werden Süßstoffe und Zuckeraustauschstoffe angeboten:

- Süßstoffe

Saccharin, Cyclamat (zum Beispiel als Flüssigsüßstoff), Aspartame und Acesulfam liefern keine oder kaum Energie und haben keinen Einfluß auf den Blutzuckerspiegel. Flüssigsüßstoff ist ideal zum Abschmecken von Speisen aller Art, weil er sich gut vermischen läßt. Vorsicht beim Dosieren! Süßstoffe sind um ein Vielfaches süßer als herkömmlicher Haushaltszucker.

- Zuckeraustauschstoffe

Fructose und Sorbit haben die küchentechnischen Eigenschaften des Haushaltszuckers; das ist besonders zum Kuchenbacken günstig. Fructose süßt etwas stärker als Haushaltszucker. Deshalb sollten Sie 10–20 % weniger verwenden. Fructose hat wie normaler Zucker 4 kcal/g. Vor allem in Fertigprodukten finden Sie die Sorten Mannit, Xylit und Isomalt vor.

Bewußt einkaufen

Lassen Sie auch bei speziellen Diabetikerprodukten Vorsicht und Einsicht walten.
Denn bei mit Fruchtzucker gesüßtem Gebäck kann es sich um echte »Kalorienbomben« handeln. Das gilt auch für Kuchen vom Konditor. Ein prächtiges Stück Kuchen ist für einen Diabetiker mit Übergewicht zuviel. Teilen Sie deshalb ein Stück in mehrere Portionen, wenn Sie nicht widerstehen können.
Bleiben Sie kritisch! Produkte, die sich »Diät« oder »light« nennen, sind nicht unbedingt gut für Sie. Schauen Sie sich deshalb die Nährwertangaben auf dem Etikett genau an. Prüfen Sie, ob sich die Angaben auf den Gesamtinhalt beziehen, oder nur auf eine Portion oder auf 100 g. Achten Sie auch auf die Zutatenliste: Was dort an erster Stelle steht, macht den größten Anteil des Produkts aus.
Bei Diät-Margarine ist zu beachten, daß sie meist nicht zum Braten und Backen geeignet ist. Achten Sie auf die Angaben des Herstellers.

Zu den Rezepten in diesem Buch

Bei den Berechnungen der Nährwertangaben wurden nur Werte berücksichtigt, die größer als 0,5 sind.
Auf die Angaben von BE oder KE als Austauscheinheit für Kohlenhydrate wurde verzichtet.
Damit Sie bei Planung und Zubereitung der Gerichte individuellen Spielraum haben, gibt es für die meisten Rezepte Varianten für Energiegehalt (kJ/kcal) und Kohlenhydrate (verwertbare KH), die vor allem bei einer kalorienarmen Ernährung von Interesse sind. Wie beim Rezept beziehen sich auch hier die Zutatenangaben auf das gesamte Rezept, die Nährwertberechnung aber nur auf 1 Portion bzw. 1 Stück.
Alle Zutatenangaben für Gemüse beziehen sich wegen der exakten Nährwertberechnung auf geputztes, also verzehrfertig vorbereitetes Gemüse. Ausnahmen: Salat und Salatgurke, Zwiebel und Knoblauch. Soll Obst geschält abgewogen werden, so ist das jeweils angegeben.
Bei Angaben von Fertigprodukten sind spezielle Diabetikerprodukte gemeint, die keine Saccharose oder Glukose enthalten.

Wenn Sie Ihr Gewicht reduzieren wollen, sollten Sie auf ein gesundes Frühstück keinesfalls verzichten. Bei den Rezepten für Müslis und belegte Brote sind jeweils Varianten für Kalorien und Kohlenhydrate angegeben.

Exotisches Müsli

Zutaten für 2 Personen:
2 Eßl. Weizenkleie (10 g)
150 g Kefir (1,5 % Fett)
2 Eßl. Zitronensaft
etwas abgeriebene Schale einer unbehandelten Zitrone
Flüssigsüßstoff
Zimtpulver
Nelkenpulver
40 g Haferflocken
60 g Mandarine, geschält (ersatzweise Orange)
4 Scheiben Kiwi, geschält (25 g)
6 Scheiben Karambole (20 g)
2 Teel. Kokosraspel (4 g)

Raffiniert

Zubereitungszeit: etwa 15 Min.

Pro Portion etwa:
752 kJ/117 kcal
24 g verwertbare KH
6 g EW · 6 g F
7 g Ballaststoffe

Varianten für
650 kJ/153 kcal pro Portion:
Die Kokosraspel weglassen.

36 g KH pro Portion:
80 g Haferflocken mit 1–2 Eßlöffel Mineralwasser verrühren.

1. Die Weizenkleie in einer Schüssel mit 2 Eßlöffel lauwarmem Wasser verrühren.

2. Den Kefir hinzufügen und mit dem Zitronensaft und der Zitronenschale unterrühren. Nach Geschmack mit etwas Flüssigsüßstoff süßen und mit Zimtpulver und Nelkenpulver abschmecken. Die Haferflocken unter das Müsli mischen.

3. Die Mandarine eventuell in Stücke schneiden. Die Mandarine, die Kiwi- und die Karambolescheiben auf dem Müsli anrichten. Mit den Kokosraspel bestreuen.

Herzhaftes Frühstücksmüsli

Zutaten für 2 Personen:
200 g Dickmilch (3,5 % Fett)
2 Teel. Kräuter-Reibekäse (30 % Fett i. Tr.)
Salz
Flüssigsüßstoff
100 g Salatgurke, geschält
2 Radieschen (30 g)
40 g Hirseflocken
2 Teel. Weizenkleie (4 g)
etwas Schnittlauch

Ideal zum Mitnehmen

Zubereitungszeit: etwa 10 Min.

Pro Portion etwa:
650 kJ/156 kcal
20 g verwertbare KH
7 g EW · 5 g F
2 g Ballaststoffe

Varianten für
499 kJ/120 kcal pro Portion:
Nur 100 g Dickmilch mit 1,5 % Fettgehalt verwenden.

34 g KH pro Portion:
80 g Hirseflocken nehmen und zusätzlich mit etwas Mineralwasser verrühren.

1. Die Dickmilch glattrühren. Den Kräuterkäse fein reiben und mit der Dickmilch verrühren. Mit 1 Prise Salz und 1 Spritzer Flüssigsüßstoff würzen.

2. Die Salatgurke grob raspeln.

3. Die geputzten Radieschen waschen und in feine Scheiben schneiden.

4. Die geraspelte Gurke, die Hirseflocken und die Weizenkleie unter die Dickmilch rühren. Die Radieschenscheiben darauf verteilen.

5. Den Schnittlauch waschen und trockentupfen. In kleine Röllchen schneiden und über dem Müsli verteilen.

Im Bild vorne: Herzhaftes Frühstücksmüsli
Im Bild hinten: Exotisches Müsli

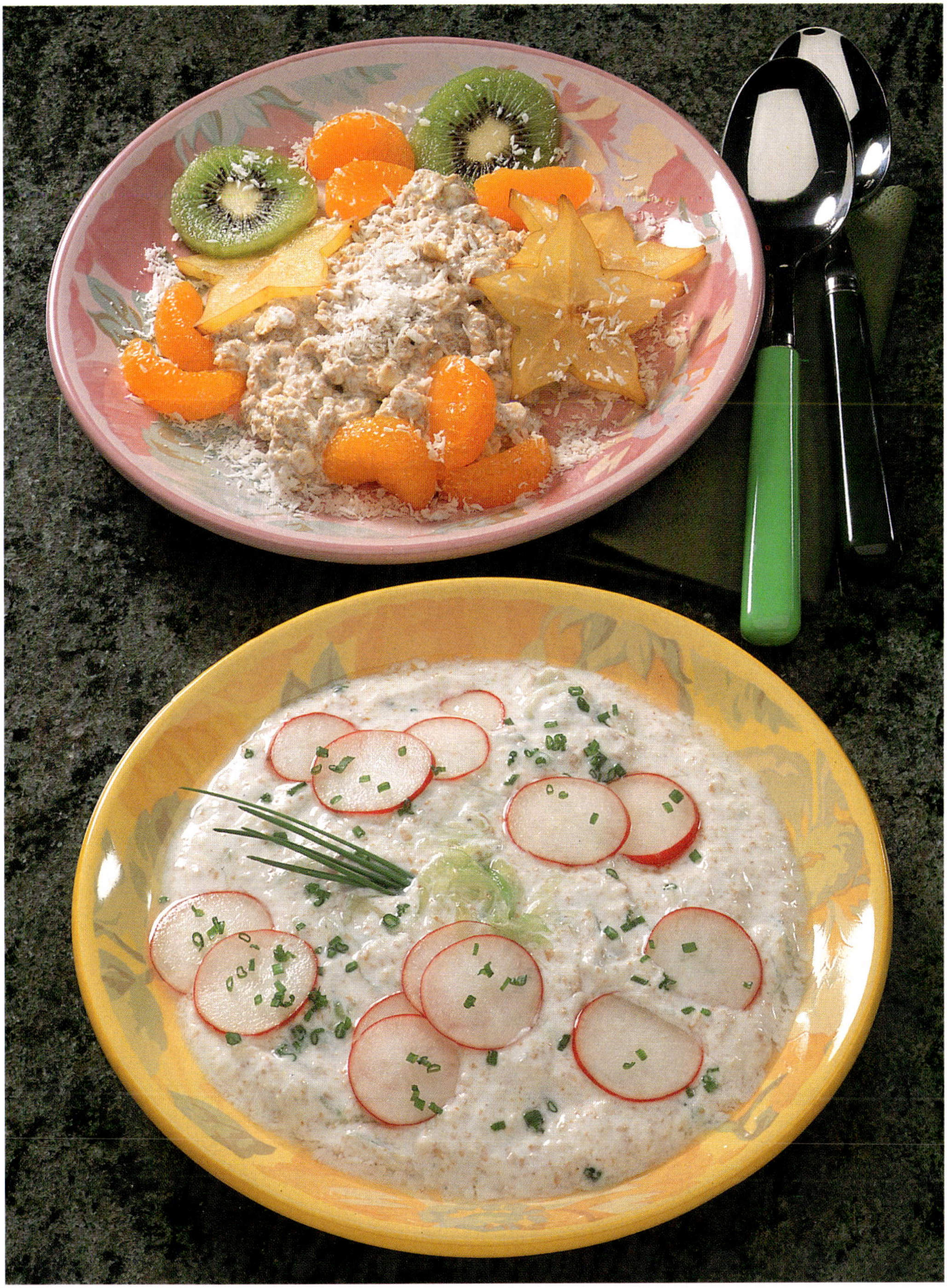

Flockenbrei mit Birne

Zutaten für 2 Personen:
30 g gemischte Vollkorn-Getreideflocken
200 ml Vollmilch (3,5 % Fett)
10 g dunkle Weinbeeren (kalifornische Rosinen)
60 g Birne
Zimtpulver
Flüssigsüßstoff

Gelingt leicht

Zubereitungszeit: etwa 10 Min.

Pro Portion etwa:
652 kJ/155 kcal
24 g verwertbare KH
5 g EW · 5 g F
2 g Ballaststoffe

Varianten für

511 kJ/122 kcal pro Portion: Die Weinbeeren weglassen und fettarme Milch (1,5 % Fett) verwenden.

33 g KH pro Portion: 40 g Getreideflocken und 150 g Birne nehmen.

1. Die Getreideflocken mit der Milch in einen kleinen Topf geben und einmal aufkochen lassen. Dann bei schwacher Hitze offen etwa 2 Minuten köcheln lassen.

2. Den Flockenbrei in eine Schüssel umfüllen.

3. Die Weinbeeren kurz waschen, in einem Sieb abtropfen lassen und unter den Flockenbrei mischen.

4. Die Birne waschen, trockenreiben, grob raspeln und ebenfalls untermischen.

5. Den Flockenbrei mit Zimtpulver abschmecken und mit Flüssigsüßstoff nach Geschmack süßen.

Erdbeermüsli mit Ingwer

Zutaten für 2 Personen:
2 Teel. Sonnenblumenkerne (6 g)
20 g Buchweizen (ganze Körner)
100 g Erdbeeren
200 g Dickmilch (3,5 % Fett)
4 Teel. Zitronensaft
¼ Teel. Ingwer, frisch gerieben
Zimtpulver
Flüssigsüßstoff
40 g Vollkorn-Haferflocken
4–6 Minzeblättchen

Raffiniert • Läßt sich gut vorbereiten

Zubereitungszeit: etwa 10 Min. (+ 12 Std. Einweichzeit)

Pro Portion etwa:
782 kJ/185 kcal
24 g verwertbare KH
7 g EW · 6 g F
3 g Ballaststoffe

Varianten für

659 kJ/157 kcal pro Portion: Die Sonnenblumenkerne weglassen und Dickmilch mit 1,5 % Fettgehalt verwenden.

34 g KH pro Portion: 30 g Buchweizen, 60 g Haferflocken und 200 g Erdbeeren nehmen.

1. Am Vorabend die Sonnenblumenkerne in eine kleine Schüssel geben und mit 2 Eßlöffel Wasser über Nacht einweichen.

2. Den Buchweizen in einer Pfanne bei mittlerer Hitze in 2–3 Minuten braun anrösten. Abkühlen lassen.

3. Am Morgen die Erdbeeren waschen, entstielen und halbieren. Beiseite stellen.

4. Die Dickmilch mit dem Zitronensaft, dem Ingwer und etwas Zimtpulver glattrühren. Mit Flüssigsüßstoff abschmecken.

5. Das Einweichwasser der Sonnenblumenkerne abgießen. Die Sonnenblumenkerne, den Buchweizen und die Haferflocken unter die Dickmilch rühren.

6. Das Müsli mit den Erdbeeren und den Minzeblättern in zwei Schüsseln anrichten.

Tip!

Gerösteter Buchweizen schmeckt besonders aromatisch. Sie können ihn auf Vorrat rösten und in einem Schraubglas aufbewahren. Frischer Ingwer läßt sich ebenfalls gut aufbewahren: immer nur wenig Schale abschneiden, die gewünschte Menge Ingwer reiben, dann die Wurzel in Klarsichtfolie wickeln und in den Kühlschrank legen. Ingwer hält sich so mehrere Wochen.

Kastenbrot

Zutaten für 1 Brot von etwa 650 g:
450 g Dinkel, fein geschrotet
20 g Weizenkleie
je 1 Teel. Kümmel und Koriander, gemahlen
1–2 Teel. Salz
1 Würfel Hefe (42 g)
50 g Magermilchjoghurt (1,5 % Fett)

Ballaststoffreich

Zubereitungszeit: etwa 15 Min. (+ 1 Std. Ruhezeit und 45 Min. Backzeit)

Bei 20 Scheiben pro Scheibe (30 g) etwa:
298 kJ/71 kcal
14 g verwertbare KH
3 g EW · 1 g F
3 g Ballaststoffe

1. Den Dinkel mit der Weizenkleie, dem Kümmel, dem Koriander und dem Salz in einer Schüssel mischen. In die Mitte die Hefe hineinbröckeln.

2. Den Joghurt mit 200 ml lauwarmem Wasser mischen und über die Hefe gießen. Mit den Knethaken des Handrührgeräts einen geschmeidigen Teig kneten und zugedeckt etwa 1 Stunde an einem warmen Ort gehen lassen.

3. Den Teig in eine kleine Kastenform mit Antihaftversiegelung legen. Die Oberfläche rautenförmig einschneiden und mit Wasser bestreichen.

4. Die Form in den kalten Backofen (Mitte) stellen. Das Brot bei 220° etwa 15 Minuten, dann bei 200° etwa weitere 30 Minuten backen. Heiß aus der Form stürzen und abkühlen lassen.

Frühstückszopf

Zutaten für 1 Zopf von etwa 840 g:
1 Würfel Hefe (42 g)
1 Eßl. Fruchtzucker
300 ml lauwarme Vollmilch (3,5 % Fett)
500 g Weizenmehl (Type 405)
60 g Margarine
1 Ei (Gewichtsklasse 3)
20 g Flüssigsüßstoff
Salz
abgeriebene Schale von 1 unbehandelten Zitrone
Butter-Vanille-Backöl
50 g Rosinen (Sultaninen)
Zum Bestreichen:
1 Eigelb · 2 Eßl. Vollmilch
Flüssigsüßstoff
Für die Arbeitsfläche: Mehl
Backpapier

Ideal zum Mitnehmen

Zubereitungszeit: etwa 20 Min. (+ 1 Std. 25 Min. Ruhezeit und 40 Min. Backzeit)

Bei 28 Scheiben pro Scheibe (30 g) etwa:
381 kJ/91 kcal
14 g verwertbare KH
3 g EW · 2 g F
1 g Ballaststoffe

1. Die Hefe in eine Schüssel bröckeln. Den Zucker, je 3 Eßlöffel Milch und Mehl hinzufügen und mit der Hefe zu einem dicken Brei verrühren. Diesen Vorteig etwa 10 Minuten zugedeckt an einem warmen Ort gehen lassen.

2. Die restliche Milch mit der Margarine leicht erwärmen und zum Vorteig gießen. Das Ei, die Flüssigsüße, 2 Prisen Salz, etwas Zitronenschale, etwas Backöl sowie das übrige Mehl hinzufügen. Mit den Knethaken des Handrührgeräts zu einem geschmeidigen Teig kneten. Den Teig zugedeckt etwa 1 Stunde gehen lassen.

3. Die Rosinen mit heißem Wasser abspülen, abtropfen lassen und unter den Teig kneten.

4. Den Teig dritteln und drei etwa 30 cm lange Rollen formen. Auf einer leicht bemehlten Arbeitsfläche nochmals etwa 15 Minuten gehen lassen. Dann aus den Rollen einen Zopf flechten. Ein Backblech mit Backpapier auslegen, den Zopf darauf setzen.

5. Das Eigelb mit der Milch und 2 Spritzern Süßstoff verrühren. Den Zopf damit bestreichen.

6. Den Zopf in den kalten Ofen (Mitte) schieben und bei 200° etwa 20 Minuten, dann bei 180° weitere 20 Minuten backen. Auf einem Gitter abkühlen lassen.

Tip!

Frisch gebacken schmeckt der Hefezopf am besten. Wenn Sie einen großen Zopf nicht bald aufbrauchen können, dann backen Sie aus dem Teig doch zwei kleinere Zöpfe und frieren einen davon auf Vorrat ein.

Kräutertofu-Aufstrich

Zutaten für etwa 10 Teelöffel (150 g):
20 g Kürbiskerne
30 g gemischte Kräuter (zum Beispiel Petersilie, Dill und Rucola)
100 g Tofu
1–2 Eßl. Zitronensaft
Salz
Fruchtzucker

Cholesterinarm

Zubereitungszeit: etwa 15 Min.

Pro Teelöffel etwa:
78 kJ/19 kcal
0 g verwertbare KH
1 g EW · 1 g F
1 g Ballaststoffe

Varianten für

328 kJ/49 kcal · 6 g KH:
Je 1 Scheibe Knäcke (10 g) mit 1 Teelöffel Tofu bestreichen.

383 kJ/89 kcal · 12 g KH:
Je 1 Vollkorn-Toast mit 1 Teelöffel Kräutertofu bestreichen.

483 kJ/114 kcal · 21 g KH:
Je 1 Scheibe Graubrot (45 g) mit 1 Teelöffel Kräutertofu bestreichen.

1. Die Kürbiskerne in einer Pfanne bei mittlerer Hitze kurz anrösten und abkühlen lassen. Die Kräuter waschen, trockenschütteln und grob hacken.

2. Den Tofu mit den Kürbiskernen und den Kräutern pürieren. Die Tofucreme mit dem Zitronensaft, mit je 2 Prisen Salz und Fruchtzucker würzen.

Brötchen mit Hüttenkäse

Zutaten für 2 Brötchen:
1 Tomate (50 g)
100 g Hüttenkäse (20 % Fett)
1 Eßl. Basilikumblättchen
1 Teel. Tomatenmark
Kräutersalz
1 Teel. Olivenöl, kaltgepreßt
schwarzer Pfeffer, frisch gemahlen
1 kleine Knoblauchzehe
2 Roggenbrötchen (je 45 g)

Gelingt leicht

Zubereitungszeit: etwa 10 Min.

Pro Brötchen etwa:
838 kJ/201 kcal
26 g verwertbare KH
10 g EW · 6 g F
3 g Ballaststoffe

Variante für

680 kJ/163 kcal:
Nur 75 g Hüttenkäse, dafür 75 g Tomate nehmen. Das Öl weglassen.

1. Die Tomate waschen und klein würfeln. Mit dem Hüttenkäse vermischen.

2. Das Basilikum waschen, trockentupfen, hacken, eventuell einige Blättchen für die Garnierung beiseite legen. Mit dem Tomatenmark, 3 Prisen Kräutersalz, dem Olivenöl und Pfeffer untermischen. Den Knoblauch schälen und dazupressen.

3. Die Brötchen halbieren, mit dem Hüttenkäse bestreichen und eventuell mit den restlichen Basilikumblättchen garnieren.

Zwiebelei auf Brot

Zutaten für 2 Brotscheiben:
50 g Frühlingszwiebeln
1 Teel. Öl · 1 Ei
2 Eßl. fettarme Milch (1,5 % Fett)
Salz · Pfeffer, frisch gemahlen
Currypulver
2 Scheiben Roggenmischbrot (je 40 g)
2 Teel. Tomatenmark
2 Scheiben Lachsschinken (je 6 g)

Raffiniert

Zubereitungszeit: etwa 15 Min.

Pro Brotscheibe etwa:
823 kJ/196 kcal
22 g verwertbare KH
8 g EW · 7 g F
2 g Ballaststoffe

Variante für

567 kJ/136 kcal · 10 g KH:
Statt Mischbrot je 1 Scheibe Knäcke (10 g) essen.

1. Die geputzten Frühlingszwiebeln waschen und in feine Ringe schneiden. Das Öl erhitzen.

2. Das Ei mit der Milch und der Zwiebel mischen. Mit Salz, Pfeffer und Curry würzen. Die Mischung im Öl in etwa 2 Minuten zum Rührei braten.

3. Das Brot mit dem Tomatenmark bestreichen, mit je 1 Scheibe Lachsschinken belegen. Das Zwiebelei darauf anrichten.

Im Bild von vorne nach hinten: Zwiebelei auf Brot, Kräutertofu-Aufstrich, Brötchen mit Hüttenkäse

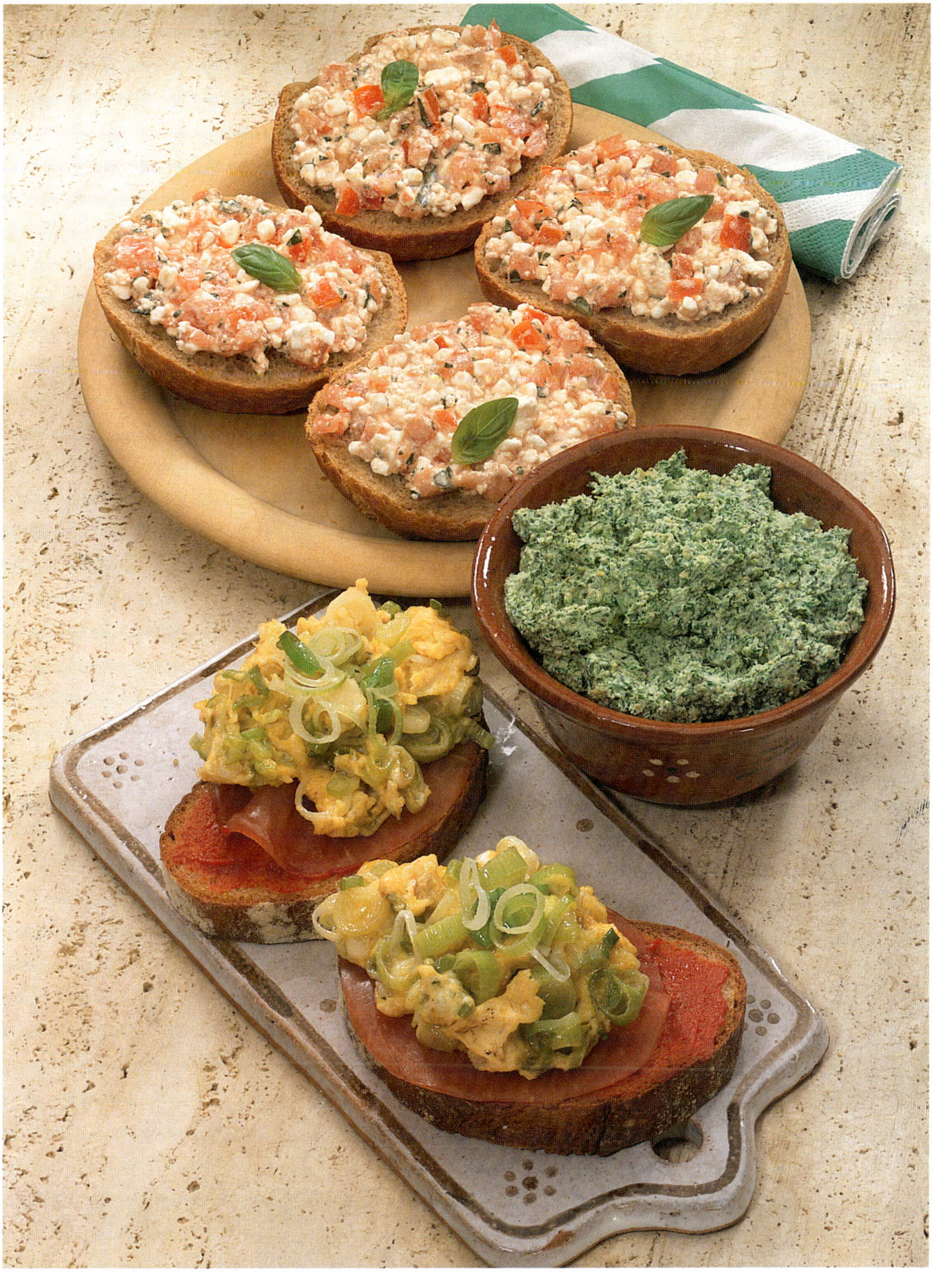

Apfelzwieback mit Sanddorncreme

Zutaten für 3 Stück:
½ Teel. Margarine
3 Apfelscheiben, geschält und entkernt (je 18 g)
60 g Quark (Magerstufe)
1 Eßl. Mineralwasser
1 Teel. Sanddorn-Fruchtzubereitung, ohne Zucker
Flüssigsüßstoff
3 Diät-Zwiebacke
Zimtpulver

Gelingt leicht

Zubereitungszeit: etwa 15 Min.

Pro Stück etwa:
316 kJ/75 kcal
10 g verwertbare KH
4 g EW · 2 g F
0 g Ballaststoffe

Varianten für
257 kJ/61 kcal:
Die Apfelscheiben nicht braten, sondern in 2–3 Eßlöffel Wasser andünsten.

22 g KH:
Pro Zwieback 30 g Apfel braten oder dünsten.

1. Die Margarine in einer versiegelten Pfanne schmelzen lassen. Die Apfelscheiben darin bei schwacher Hitze auf jeder Seite etwa 2 Minuten braten und etwas abkühlen lassen.

2. Den Quark mit dem Mineralwasser und dem Sanddorn verrühren. Mit Flüssigsüßstoff nach Geschmack süßen.

3. Die Zwiebacke mit dem Quark bestreichen. Die Apfelscheiben darauf legen und mit etwas Zimtpulver bestreuen.

Süßer Möhrenaufstrich

Zutaten für etwa 6 Teelöffel (75 g):
50 g Möhre
16 g Rosinen (Sultaninen)
1 Eßl. Orangensaft, frisch gepreßt
1 Teel. Walnußöl
Ingwer, gemahlen

Cholesterinarm

Zubereitungszeit: etwa 15 Min.

Pro Teelöffel etwa:
90 kJ/21 kcal
3 g verwertbare KH
0 g EW · 1 g F
0 g Ballaststoffe

Variante für
53 kJ/13 kcal · 1 g KH:
Die Rosinen weglassen und den Möhrenaufstrich mit Flüssigsüßstoff süßen.

1. Die geputzte Möhre waschen und direkt in eine Schüssel raspeln.

2. Die Rosinen mit heißem Wasser abspülen und gut abtropfen lassen.

3. Den Orangensaft und das Walnußöl hinzufügen. Alles mit dem Pürierstab pürieren und mit etwas Ingwer würzen.

Knäcke mit Melonenquark

Zutaten für 3 Scheiben:
50 g Zuckermelone, geschält
100 g Quark (Magerstufe)
1 Eßl. Mineralwasser
¼ Teel. abgeriebene Schale einer unbehandelten Zitrone
1–2 Teel. Zitronensaft
2 Teel. Fruchtzucker
3 Scheiben Knäckebrot
6–8 Minzeblättchen

Schnell

Zubereitungszeit: etwa 5 Min.

Pro Scheibe etwa:
327 kJ/79 kcal
13 g verwertbare KH
5 g EW · 0 g F
2 g Ballaststoffe

Varianten für
270 kJ/64 kcal:
Statt Fruchtzucker Flüssigsüßstoff zum Süßen verwenden.

20 g KH:
Jeweils 2 Scheiben Knäcke zum Melonenquark essen.

1. Das Melonenfruchtfleisch in kleine Würfel schneiden.

2. Den Quark mit dem Mineralwasser und der Zitronenschale verrühren. Mit dem Zitronensaft und dem Fruchtzucker abschmecken.

3. Melonenquark auf den Knäckebroten verteilen. Die Minzeblättchen in feine Streifen schneiden und über den Quark streuen.

Brombeerkonfitüre

Zutaten für 1 großes Glas oder
2 kleine Gläser (etwa 500 g):
500 g Brombeeren, frisch oder
tiefgekühlt
1 Limette
75 g Streusüße (Diätsüße)
12,5 g Geliermittel für kalorien-
reduzierte Konfitüren

Raffiniert

Zubereitungszeit: etwa 20 Min.
(+ 30 Min. Auftauzeit)

Bei 50 Teelöffel pro Teelöffel (10 g) etwa:
50 kJ/12 kcal
3 g verwertbare KH
0 g EW · 0 g F
0 g Ballaststoffe

1. Die tiefgekühlten Beeren auftauen lassen. Frische Brombeeren vorsichtig in kaltem Wasser waschen und in einem Sieb abtropfen lassen.

2. Die Beeren mit dem Pürierstab fein pürieren. Dann das Mus durch ein Sieb in einen Kochtopf streichen. (Das geht ganz schnell mit dem Passierstab.)

3. Die Limette heiß waschen und mit einem Küchentuch abtrocknen. Die Schale fein abreiben. Den Saft auspressen.

4. Die Limettenschale, den Limettensaft und die Streusüße zum Brombeermus in den Topf geben. Das Geliermittel hinzufügen und alles gut miteinander mischen.

5. Die Fruchtmasse unter Rühren bei starker Hitze aufkochen lassen und nach Packungsanweisung des Geliermittels kochen.

6. Die heiße Konfitüre in saubere Gläser mit Schraubdeckel (Twist-off-Verschluß) füllen und fest verschließen. Die Gläser auf den Kopf stellen, so abkühlen lassen und aufbewahren.

Blaubeer-Apfel-Konfitüre

Zutaten für 2–3 kleine Gläser
(etwa 600 g):
375 g Blaubeeren, frisch oder
tiefgekühlt
125 g Fruchtzucker
120 g Apfel (Boskop oder Cox
Orange), geschält und entkernt
abgeriebene Schale von 1 unbe-
handelten Zitrone
Zimtpulver
12,5 g Geliermittel für kalorien-
reduzierte Konfitüren

Gelingt leicht

Zubereitungszeit: etwa 20 Min.
(+ 30 Min. Auftauzeit und
45 Min. Ruhezeit)

Bei 60 Teelöffel pro Teelöffel (10 g) etwa:
62 kJ/15 kcal
7 g verwertbare KH
0 g EW · 0 g F
0 g Ballaststoffe

1. Die tiefgekühlten Beeren auftauen lassen. Frische Früchte waschen und abtropfen lassen.

2. Die Blaubeeren mit dem Fruchtzucker mischen und etwa 45 Minuten Saft ziehen lassen.

3. Die Beeren-Fruchtzucker-Mischung nochmals gut durchrühren. Die Beeren dabei möglichst klein zermusen.

4. Den Apfel in kleine Würfel schneiden und untermischen.

5. Die Zitronenschale und nach Geschmack ½–1 Teelöffel Zimtpulver hinzufügen.

6. Die Fruchtmasse in einem Topf bei starker Hitze unter Rühren zum Kochen bringen und genau nach den Packungsangaben des Geliermittels kochen.

7. Die Konfitüre heiß in saubere Gläser mit Schraubverschluß (Twist-off-Verschluß) füllen und gut verschließen. Die Gläser sofort auf den Kopf stellen, so abkühlen lassen und so auch aufbewahren.

Tip!

Gehen Sie mit der Konfitüre sparsam um, damit sich Ihr Blutzuckerspiegel nicht zu schnell erhöht. Am besten essen Sie die Konfitüre mit Magerquark auf einem Vollkornbrötchen.

Eine kleine Mahlzeit zwischendurch hilft, den Blutzucker stabil zu halten. Bei diesen Rezepten gibt es wieder Varianten für Kalorien und Kohlenhydrate.

Erdbeer-Blitzeis

Zutaten für 2 Personen:
180 g Erdbeeren, tiefgekühlt
100 g Vollmilchjoghurt (3,5 % Fett)
etwas abgeriebene Schale einer unbehandelten Orange oder Zitrone
1 Teel. Fruchtzucker
Flüssigsüßstoff

Schnell

Zubereitungszeit: etwa 15 Min.

Pro Portion etwa:
354 kJ/83 kcal
7 g verwertbare KH
1 g EW · 1 g F
0 g Ballaststoffe

Varianten für
172 kJ/55 kcal pro Portion:
Statt Fruchtzucker Flüssigsüßstoff verwenden. Den Vollmilchjoghurt durch Magermilchjoghurt (1,5 % Fett) ersetzen.

12 g KH pro Portion:
Je 1 Diät-Zwieback (6 g) zum Erdbeereis essen. Oder den Zwieback fein zerbröseln und über das Eis streuen.

1. Die tiefgekühlten Erdbeeren auf einem Teller ausbreiten und etwa 10 Minuten nur antauen lassen. Sie dürfen nicht ganz auftauen.

2. Die Erdbeeren mit dem Joghurt, der Orangen- oder Zitronenschale und dem Fruchtzucker in einen hohen Rührbecher geben. Alle Zutaten mit dem Pürierstab zu einer dicken Eiscreme pürieren.

3. Das Erdbeereis nach Geschmack mit Flüssigsüßstoff süßen und nochmals kurz pürieren. Sofort servieren.

Apfel-Melonen-Salat

Zutaten für 2 Personen:
50 g Apfel (zum Beispiel Cox Orange), entkernt
50 g Zuckermelone, geschält und entkernt
100 g Vollmilchjoghurt (3,5 % Fett)
16 g Hirseflocken
2 Eßl. Zitronensaft
etwas abgeriebene Schale einer unbehandelten Zitrone
1 Teel. Fruchtzucker
4–6 Minzeblättchen

Gelingt leicht

Zubereitungszeit: etwa 10 Min.

Pro Portion etwa:
430 kJ/101 kcal
17 g verwertbare KH
3 g EW · 2 g F
1 g Ballaststoffe

Varianten für
229 kJ/74 kcal pro Portion:
Statt Vollmilchjoghurt Magermilchjoghurt (1,5 % Fett) verwenden. Fruchtzucker durch Flüssigsüßstoff ersetzen.

20 g KH pro Portion:
10 g Hirseflocken mehr verwenden.

1. Den Apfel waschen und mit der Melone in dünne Scheiben schneiden.

2. Den Joghurt in einer Schüssel mit den Hirseflocken und dem Zitronensaft cremig rühren.

3. Die Joghurtcreme mit etwas Zitronenschale würzen und mit dem Fruchtzucker süßen.

4. Die Melonen- und Apfelscheiben unter die Creme heben.

5. Die Minzeblättchen waschen, trockentupfen, in feine Streifen schneiden und über die Joghurtcreme streuen.

Im Bild vorne: Erdbeer-Blitzeis
Im Bild hinten: Apfel-Melonen-Salat

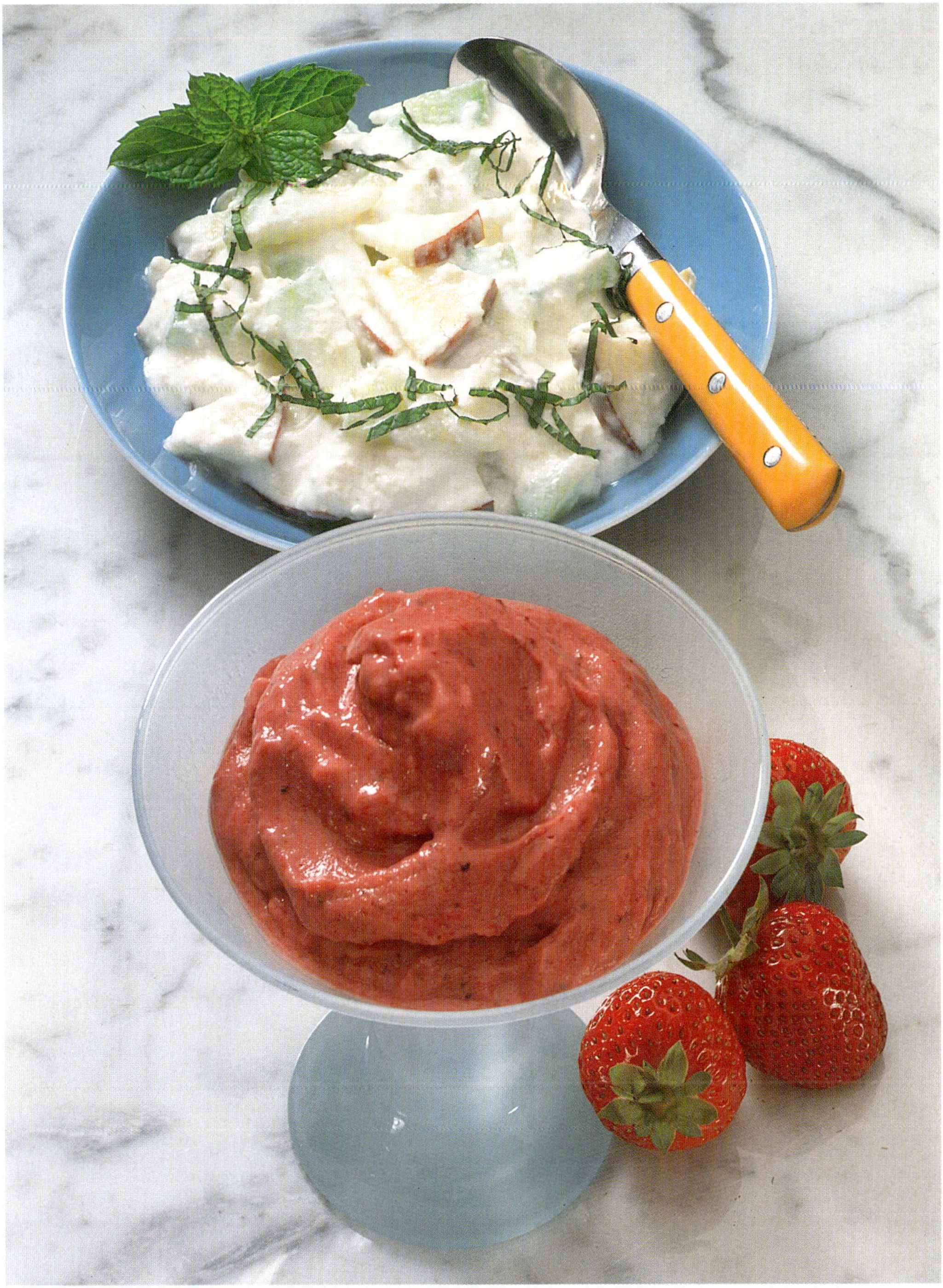

Blaubeershake

Zutaten für 1 großes Glas (¼ l):
50 g Blaubeeren
25 g Apfel, geschält und entkernt
30 g Grapefruit, geschält
2 Backpflaumen, ohne Stein (8 g)
100 g Kefir (1,5 % Fett)
Zimtpulver
Flüssigsüßstoff

Raffiniert

Zubereitungszeit: etwa 10 Min.

Insgesamt etwa:
305 kJ/86 kcal
14 g verwertbare KH
1 g EW · 2 g F
2 g Ballaststoffe

Varianten für
301 kJ/71 kcal:
Nur 1 Backpflaume (4 g) verwenden.

20 g KH:
Zusätzlich 1 Eßlöffel (10 g) Schmelzflocken unter den Shake mischen.

1. Die Blaubeeren kurz abbrausen und in einem Sieb abtropfen lassen. Den Apfel in Scheiben schneiden.

2. Die Apfelscheiben mit den Blaubeeren, der Grapefruit, den Backpflaumen und mit dem Kefir im Mixer oder im Rührbecher pürieren.

3. Den Blaubeershake mit etwas Zimtpulver und mit 2 Spritzern Flüssigsüßstoff abschmecken.

Tip!

Eiskalt und erfrischend für heiße Tage ist der Shake, wenn Sie tiefgekühlte Beeren verwenden.

Pfirsichbuttermilch

Zutaten für 2 große Gläser (je ¼ l):
140 g möglichst reife Pfirsiche, entsteint
250 g kalte Buttermilch
4 Eßl. Orangensaft, frisch gepreßt
Flüssigsüßstoff

Schnell

Zubereitungszeit: etwa 5 Min.

Pro Glas etwa:
344 kJ/82 kcal
14 g verwertbare KH
5 g EW · 1 g F
1 g Ballaststoffe

Varianten für
148 kJ/35 kcal pro Glas:
Die Buttermilch auf 200 g reduzieren und 5–6 Eßlöffel Mineralwasser unter das Getränk mixen.

12 g KH pro Glas:
Nur 100 g Pfirsich verwenden.

1. Die Pfirsiche waschen und grob zerteilen. Die Pfirsichstücke mit der Buttermilch und dem Orangensaft im Mixer pürieren.

2. Mit etwas Flüssigsüßstoff abschmecken und möglichst kalt trinken.

Himbeeren mit Limettendickmilch

Zutaten für 2 Personen:
80 g Himbeeren, frisch oder tiefgekühlt
75 g Dickmilch (3,5 % Fett)
1 Teel. Limettensaft
etwas abgeriebene Limettenschale
1 Diät-Zwieback (6 g)
Flüssigsüßstoff

Gelingt leicht

Zubereitungszeit: etwa 5 Min.
(+ 30 Min. Auftauzeit)

Pro Portion etwa:
235 kJ/56 kcal
8 g verwertbare KH
2 g EW · 1 g F
2 g Ballaststoffe

Variante für
216 kJ/51 kcal pro Portion:
Die gleiche Menge fettarme Dickmilch (1,5 %) verwenden.

1. Die tiefgekühlten Himbeeren auftauen lassen. Frische Himbeeren vorsichtig waschen und abtropfen lassen.

2. Die Dickmilch in einer Schüssel glattrühren. Den Saft und die Schale der Limette unterrühren.

3. Den Zwieback auf einer Reibe direkt in die Dickmilch reiben. Mit etwas Flüssigsüßstoff süßen.

4. Die Himbeeren auf zwei kleine Teller verteilen und die Limettendickmilch dazu anrichten.

Rhabarber-Apfel-Kompott

Zutaten für 2 Personen:
150 g Apfel, geschält und entkernt
300 g möglichst roter Rhabarber
¼ l Apfelsaft ohne Zucker
1 daumengroßes Stück Schale einer unbehandelten Zitrone
2 Teel. Vanillefruchtzucker (Tip S. 87)
1 kleine Zimtstange
1–2 Eßl. Zitronensaft
Nelkenpulver
Rosenwasser (aus der Apotheke)
Flüssigsüßstoff

Läßt sich gut vorbereiten

Zubereitungszeit: etwa 20 Min.

Pro Portion etwa:
441 kJ/104 kcal
24 g verwertbare KH
1 g EW · 0 g F
5 g Ballaststoffe

Varianten für
341 kJ/80 kcal pro Portion:
Statt Fruchtzucker Flüssigsüßstoff verwenden.

12 g KH pro Portion:
Den Fruchtzucker durch Flüssigsüßstoff, den Apfelsaft durch die gleiche Menge Wasser ersetzen.

1. Den Apfel quer in feine Scheiben schneiden.

2. Den geputzten Rhabarber waschen und in etwa 2 cm lange Stücke schneiden.

3. Die Apfelscheiben und die Rhabarberstücke mit dem Apfelsaft in einen Topf geben. Die Zitronenschale, den Vanillefruchtzucker und die Zimtstange hinzufügen. Alles einmal aufkochen lassen. Dann im offenen Topf etwa 10 Minuten leicht köcheln lassen.

4. Nach Geschmack mit dem Zitronensaft, etwas Nelkenpulver und ½–1 Teelöffel Rosenwasser abschmecken. Mit etwas Flüssigsüßstoff süßen. Das Kompott in eine Schüssel umfüllen, Zimtstange und Zitronenschale entfernen und abkühlen lassen.

Kirschgrütze

Zutaten für 4 Personen:
500 g frische Sauerkirschen (Schattenmorellen), gewaschen und entsteint (ersatzweise aus dem Glas)
2 daumengroße Stücke Schale einer unbehandelten Zitrone
½ Sternanis
100 ml Mineralwasser
1 Stück Vanillestange (etwa 2 cm)
30 g Perlsago
400 ml kalte, fettarme Milch (1,5 % Fett)

Ideal zum Mitnehmen

Zubereitungszeit: etwa 30 Min.
(+ 1 Std. Kühlzeit)

Pro Portion etwa:
699 kJ/165 kcal
27 g verwertbare KH
4 g EW · 4 g F
1 g Ballaststoffe

Varianten für
525 kJ/124 kcal pro Portion:
Nur 200 ml Milch nehmen.

21 g KH pro Portion:
Statt Sago ein pflanzliches Bindemittel (in Pulverform; aus dem Reformhaus) verwenden.

1. Die Schattenmorellen mit der Zitronenschale, dem Sternanis und dem Mineralwaser in einem Topf einmal aufkochen lassen.

2. Die Vanillestange längs aufschlitzen und hinzufügen.

3. Alles bei schwacher Hitze zugedeckt etwa 15 Minuten köcheln lassen.

4. Den Sago einstreuen und unterrühren. Etwa weitere 10 Minuten im geschlossenen Topf ausquellen lassen.

5. Die Kirschgrütze in eine Glasschüssel füllen und etwa 1 Stunde abkühlen lassen.

6. Die Kirschgrütze in Dessertschälchen füllen und mit der Milch servieren.

Grießbrei mit Birnensauce

Zutaten für 2 Personen:
30 g Weizen-Vollgrieß
¼ Teel. abgeriebene Schale einer unbehandelten Zitrone
Flüssigsüßstoff
100 g Birne, entkernt
1 Teel. Zitronensaft
Zimtpulver
Ingwer, gemahlen
Rosenwasser (aus der Apotheke) nach Belieben
30 g Quark (20 % Fett)

Gelingt leicht

Zubereitungszeit: etwa 20 Min.

Pro Portion etwa:
384 kJ/90 kcal
16 g verwertbare KH
3 g EW · 1 g F
2 g Ballaststoffe

Varianten für

719 kJ/167 kcal pro Portion:
Den 20 %igen Quark durch die gleiche Menge Magerquark ersetzen.

12 g KH pro Portion:
Den Grießbrei nur mit 24 g Grieß und die Birnensauce nur mit 60 g Birne zubereiten.

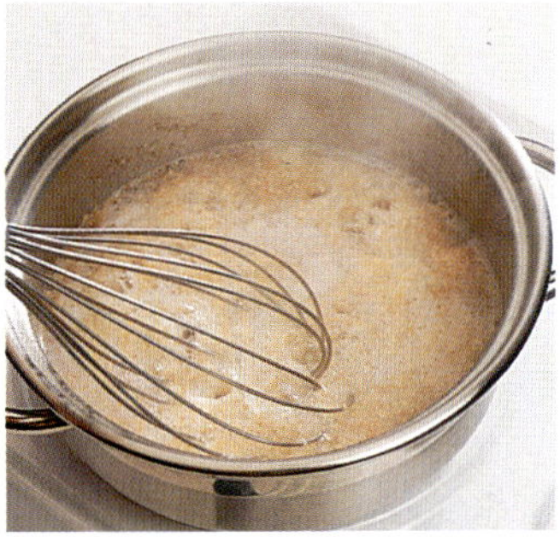

1. Für den Grießbrei in einem kleinen Topf 150 ml Wasser aufkochen lassen. Den Grieß mit dem Schneebesen einrühren und den Topf vom Herd ziehen. Die Hitze auf die kleinste Stufe herunterschalten.

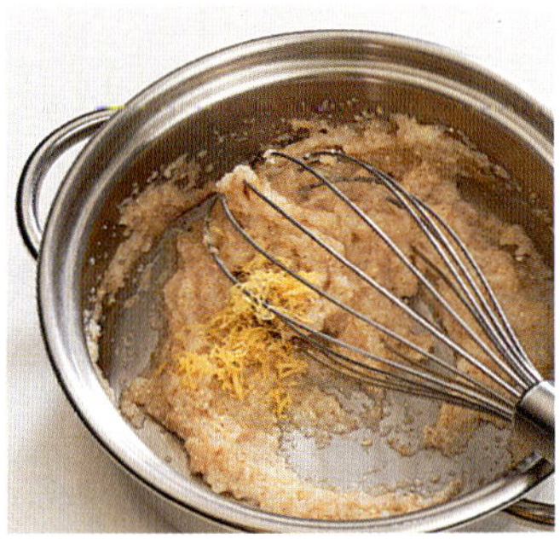

2. Die Zitronenschale zum Grieß geben. Den Topf wieder auf die Herdplatte stellen und den Grieß in etwa 5 Minuten zu einem dicken Brei rühren. Mit etwas Flüssigsüßstoff süßen.

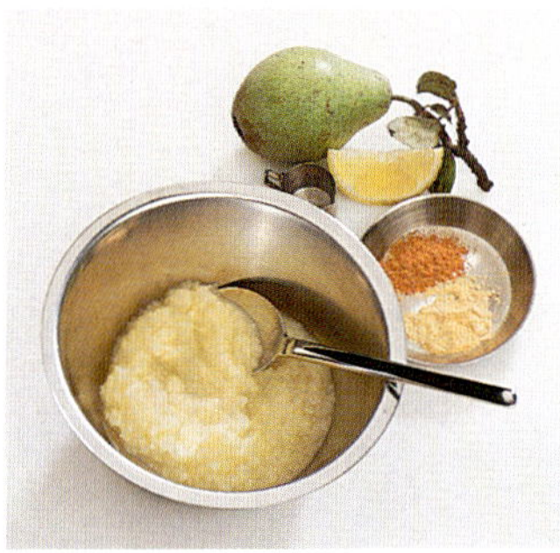

3. Für die Birnensauce die Birne schälen, in Stücke schneiden und mit dem Zitronensaft pürieren. Die Birnensauce mit wenig Flüssigsüßstoff, etwas Zimtpulver, Ingwer und nach Belieben Rosenwasser abschmecken.

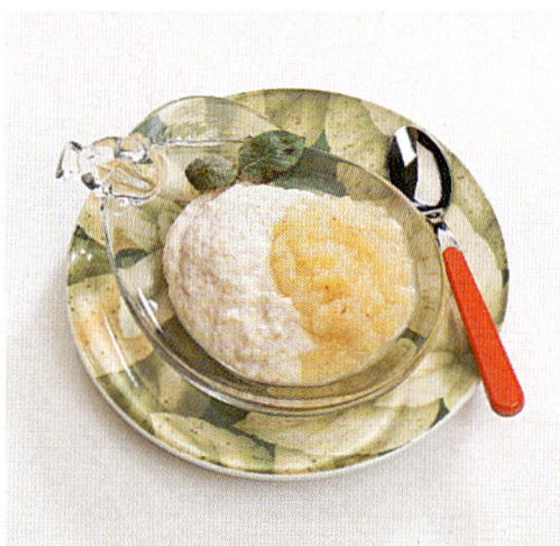

4. Den Quark unter den warmen Grießbrei rühren und mit der Birnensauce anrichten.

Kefircreme mit Himbeeren

Zutaten für 4 Personen:
100 g Himbeeren, frisch oder tiefgekühlt
100 g Minneola oder Mandarinen, geschält
2 Backpflaumen, ohne Stein (8 g)
200 g Kefir (1,5 % Fett)
Flüssigsüßstoff
2 Eßl. Sanddorn-Fruchtzubereitung, ohne Zucker

Schnell

Zubereitungszeit: etwa 10 Min.
(+ 30 Min. Auftauzeit)

Pro Portion etwa:
303 kJ/72 kcal
12 g verwertbare KH
2 g EW · 1 g F
2 g Ballaststoffe

Varianten für
243 kJ/58 kcal pro Portion: Den Sanddorn weglassen.

23 g KH pro Portion: Jeweils 2 Diät-Zwiebacke (je 8 g) dazuessen.

Tip!

Minneola ist eine Neuzüchtung aus Grapefruit und einer Orangenart. Sie schmeckt sehr aromatisch, hat kaum Kerne, dafür sehr viel Saft. Minneola erhalten Sie in gut sortierten Gemüseläden.

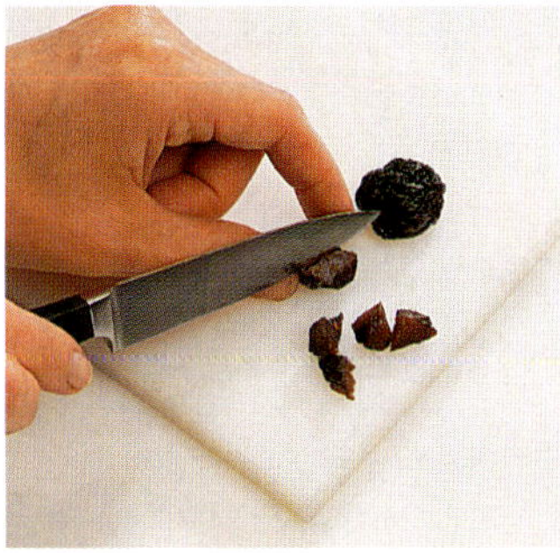

1. Die tiefgekühlten Beeren auftauen lassen. Frische Himbeeren vorsichtig waschen und in einem Sieb gut abtropfen lassen. Die Minneola oder die Mandarinen in Stücke schneiden. Die Backpflaumen grob zerteilen.

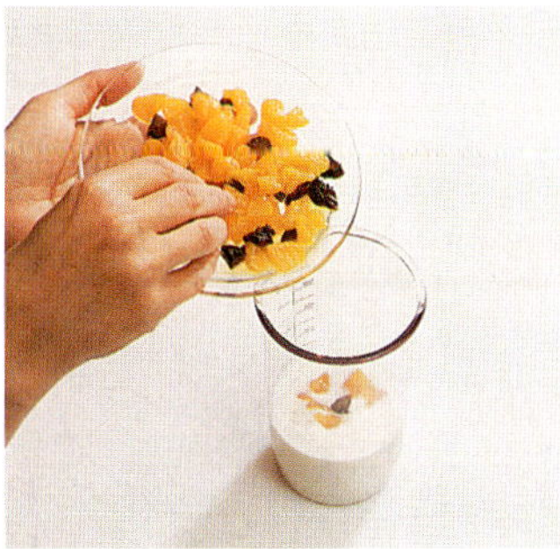

2. Den Kefir in einen hohen Rührbecher geben. Dann die Minneola- oder Mandarinenstucke und die Backpflaumen hinzufügen.

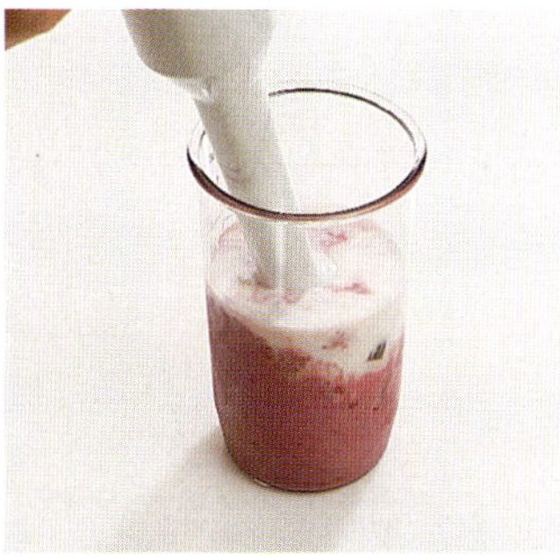

3. Von den Himbeeren 4 schöne Früchte beiseite legen. Die restlichen Himbeeren in den Rührbecher geben und alles mit dem Pürierstab gründlich durchmixen.

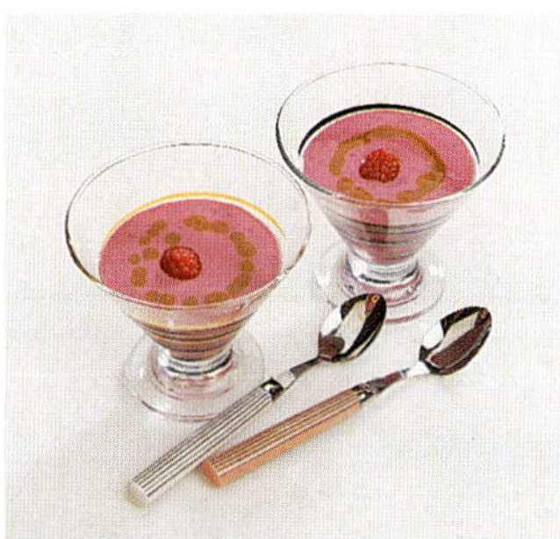

4. Die Creme mit etwas Flüssigsüßstoff süßen und in vier Dessertgläser füllen. Mit den übrigen Himbeeren dekorieren. Den Sanddorn nach Geschmack mit etwas Süßstoff süßen und über die Kefircreme träufeln.

Sprossen-Quark-Brötchen

Zutaten für 2 Brötchenhälften:
75 g Radieschensprossen (ersatzweise andere herzhafte Sprossen, zum Beispiel Rettichsprossen)
2 Eßl. Quark (20 % Fett)
1 Teel. Meerrettich, gerieben (aus dem Glas)
1–2 Teel. Obstessig
50 g Apfel, geschält und entkernt
Kräutersalz
1 Vollkornbrötchen
5 g Margarine

Raffiniert

Zubereitungszeit: etwa 15 Min.

Pro Brötchenhälfte etwa:
569 kJ/135 kcal
17 g verwertbare KH
8 g EW · 5 g F
1 g Ballaststoffe

Varianten für
452 kJ/108 kcal pro Portion:
Statt 20 %igem Quark Magerquark verwenden. Die Margarine weglassen.

12 g KH pro Portion:
Das Brötchen durch 2 Scheiben Knäcke ersetzen und nur 24 g Apfel verwenden.

1. Die Radieschensprossen mit heißem Wasser abspülen und gut abtropfen lassen.

2. Den Quark in eine Schüssel geben, den Meerrettich und 1 Teelöffel Obstessig gut unterrühren.

3. Die Radieschensprossen grob hacken. Den Apfel fein raspeln. Die Sprossen und den Apfel unter den Meerrettichquark rühren.

4. Den Quark mit etwas Kräutersalz und eventuell dem restlichen Obstessig abschmecken.

5. Das Brötchen halbieren und mit der Margarine bestreichen. Den Quark auf den Brötchenhälften verteilen.

Tomatentoast mit Huhn

Zutaten für 4 Personen:
2 Hühnerbrustfilets (je 125 g)
1 Teel. Öl · Salz
schwarzer Pfeffer, frisch gemahlen
100 g Tomaten
2 Teel. Balsamessig (Aceto balsamico)
4 kleine Salatblätter
8 Basilikumblättchen
4 Scheiben Vollkorntoast
4 Teel. Tomatenmark

Für Gäste

Zubereitungszeit: etwa 20 Min.

Pro Portion etwa:
599 kJ/142 kcal
12 g verwertbare KH
14 g EW · 4 g F
2 g Ballaststoffe

Varianten für
468 kJ/112 kcal pro Portion:
Den Toast durch Knäckebrot ersetzen.

24 g KH pro Portion:
Den Toast durch jeweils 2 Brötchenhälften ersetzen.

1. Die Hühnerbrustfilets unter kaltem Wasser waschen und mit Küchenpapier trockentupfen.

2. Das Öl in einer Pfanne erhitzen. Die Hühnerbrustfilets mit etwas Salz und Pfeffer würzen und bei mittlerer Hitze im Öl etwa 4 Minuten von einer Seite braten.

3. Die Tomaten waschen, vierteln und dabei die Stielansätze herausschneiden. Die Tomatenviertel in Spalten schneiden.

4. Die Hühnerbrustfilets in der Pfanne wenden. Die Tomatenspalten hinzufügen, mit dem Balsamessig ablöschen und etwa 3 Minuten mitbraten.

5. Die Salatblätter und die Basilikumblättchen waschen und gut abtrocknen.

6. Die Toastscheiben rösten und noch warm mit dem Tomatenmark bestreichen.

7. Die Hühnerbrustfilets schräg in Scheiben schneiden. Mit den Salatblättern und den Tomaten auf die Toastscheiben legen. Mit je 2 Basilikumblättern garnieren und etwas Pfeffer darüber streuen.

Rettich mit Apfelsauce

Zutaten für 2 Personen:
100 g Rettich
¼ Bund Schnittlauch
2 Teel. Apfel- oder Obstessig
½ Teel. mittelscharfer Senf
50 g Apfel, geschält und entkernt
Salz
schwarzer Pfeffer, frisch gemahlen
Flüssigsüßstoff

Gelingt leicht

Zubereitungszeit: etwa 10 Min.

Pro Portion etwa:
115 kJ/27 kcal
5 g verwertbare KH
0 g EW · 0 g F
1 g Ballaststoffe

Varianten für
231 kJ/54 kcal pro Portion:
Den Rettich mit 150 g in Spalten geschnittenen Apfel anrichten.

12 g KH pro Portion:
Dazu 1 Scheibe Knäcke essen.

1. Den geputzten Rettich schälen und in dünne Scheiben schneiden. Den Schnittlauch waschen, trockenschütteln und in feine Röllchen schneiden.

2. Den Essig mit dem Senf verrühren. Den Apfel direkt darüber raspeln und untermischen. Mit etwas Salz, Pfeffer und Flüssigsüßstoff abschmecken.

3. Die Rettichscheiben mit der Apfelsauce und den Schnittlauchröllchen auf zwei Tellern anrichten.

Pumpernickel mit Käsecreme

Zutaten für 4 Personen:
40 g Camembert (30 % Fett i. Tr.)
60 g Quark (20 % Fett)
Paprikapulver, rosenscharf
Kümmel, gemahlen
Salz
4 runde Scheiben Pumpernickel (je 6–8 g)
2 Teel. Kresse

Für Gäste

Zubereitungszeit: etwa 10 Min.

Pro Portion etwa:
112 kJ/51 kcal
3 g verwertbare KH
4 g EW · 2 g F
0 g Ballaststoffe

Varianten für
187 kJ/44 kcal pro Portion:
Den 20 %igen Quark durch die gleiche Menge Magerquark (1,5 % Fett) ersetzen.

10 g KH pro Portion:
Die Käsecreme auf jeweils 3 Pumpernickelscheiben verteilen.

1. Den Camembert in kleine Würfel schneiden. In eine kleine Schüssel geben und mit dem Quark mit einer Gabel cremig rühren.

2. Die Creme mit etwas Paprikapulver und wenig Kümmel würzen. Mit Salz abschmecken.

3. Die Pumpernickelscheiben mit der Käsecreme bestreichen und mit der Kresse bestreuen.

Sauerkraut-Crostini

Zutaten für 2 Stück:
75 g Sauerkraut
4 Salbeiblätter, getrocknet
Salz
schwarzer Pfeffer, frisch gemahlen
1 Scheibe Vollkornbrot (45 g)
1 kleine Knoblauchzehe

Schnell

Zubereitungszeit: etwa 10 Min.

Pro Stück etwa:
223 kJ/52 kcal
10 g verwertbare KH
2 g EW · 0 g F
2 g Ballaststoffe

Variante für
423 kJ/99 kcal · 20 g KH pro Portion:
Jeweils 1 ganze Brotscheibe (45 g) essen.

1. Das Sauerkraut fein hacken. Den Salbei fein darüber zerreiben und alles mit Salz und Pfeffer würzen.

2. Die Brotscheibe halbieren und im Toaster rösten.

3. Die Knoblauchzehe schälen und halbieren. Die noch warmen Brothälften von einer Seite mit dem Knoblauch einreiben und das Sauerkraut darauf verteilen.

Hähnchenleber mit Aprikose

Zutaten für 2 Personen:
1 Teel. Öl
50 g Hähnchenleber
1 Aprikose, entsteint (70 g)
Salz
1 Eßl. Orangensaft, frisch gepreßt
1 Teel. Estragon, getrocknet

Raffiniert

Zubereitungszeit: etwa 15 Min.

Pro Portion etwa:
341 kJ/81 kcal
4 g verwertbare KH
5 g EW · 4 g F
1 g Ballaststoffe

Varianten für
230 kJ/55 kcal pro Portion:
Die Hähnchenleber in einer versiegelten, nur leicht mit etwas Öl ausgeriebenen Pfanne braten.

11 g KH pro Portion:
Die Hähnchenleber mit Aprikose in jeweils ½ ausgehöhlten Brötchen essen.

1. Das Öl in einer kleinen Pfanne schwach erhitzen.

2. Die Hähnchenleber in die Pfanne legen und etwa 4 Minuten von einer Seite bei schwacher bis mittlerer Hitze braten.

3. Inzwischen die Aprikose waschen, trockentupfen und in Spalten schneiden.

4. Die Hähnchenleber leicht salzen, dann wenden und mit den Aprikosenspalten etwa 3 Minuten bei schwacher Hitze weiterbraten.

5. Den Orangensaft hinzufügen und mit dem Estragon würzen. Sofort servieren.

Dänischer Snack

Zutaten für 4 Stück:
25 g Vollmilchjoghurt (3,5 % Fett)
2 Teel. Obstessig
½ Teel. scharfer Senf
1 Teel. gehackter Dill
Flüssigsüßstoff
4 runde Scheiben Pumpernickel (je 6–8 g)
1 Teel. Margarine (5 g)
30 g Salatgurke
4 Shrimps (Tiefseegarnelen), geschält und vorgekocht
einige Dillblättchen

Für Gäste

Zubereitungszeit: 15 Min.

Pro Stück etwa:
146 kJ/35 kcal
4 g verwertbare KH
1 g EW · 1 g F
0 g Ballaststoffe

Varianten für
109 kJ/26 kcal pro Stück:
Die Margarine zum Bestreichen weglassen.

12 g KH pro Portion:
3 Snacks entsprechen genau dieser Menge.

1. Den Joghurt in einer kleinen Schüssel glattrühren.

2. Den Essig, den Senf und den Dill unterrühren. Die Sauce mit etwas Flüssigsüßstoff süß-scharf abschmecken.

3. Die Pumpernickelscheiben mit der Margarine dünn bestreichen.

4. Die Gurke nach Belieben schälen und in vier Scheiben schneiden.

5. Die Pumpernickelscheiben mit der Gurke und den Shrimps belegen. Die Sauce darüber träufeln und mit Dillblättchen garnieren.

Im Bild vorne: Dänischer Snack
Im Bild hinten: Hähnchenleber mit Aprikose

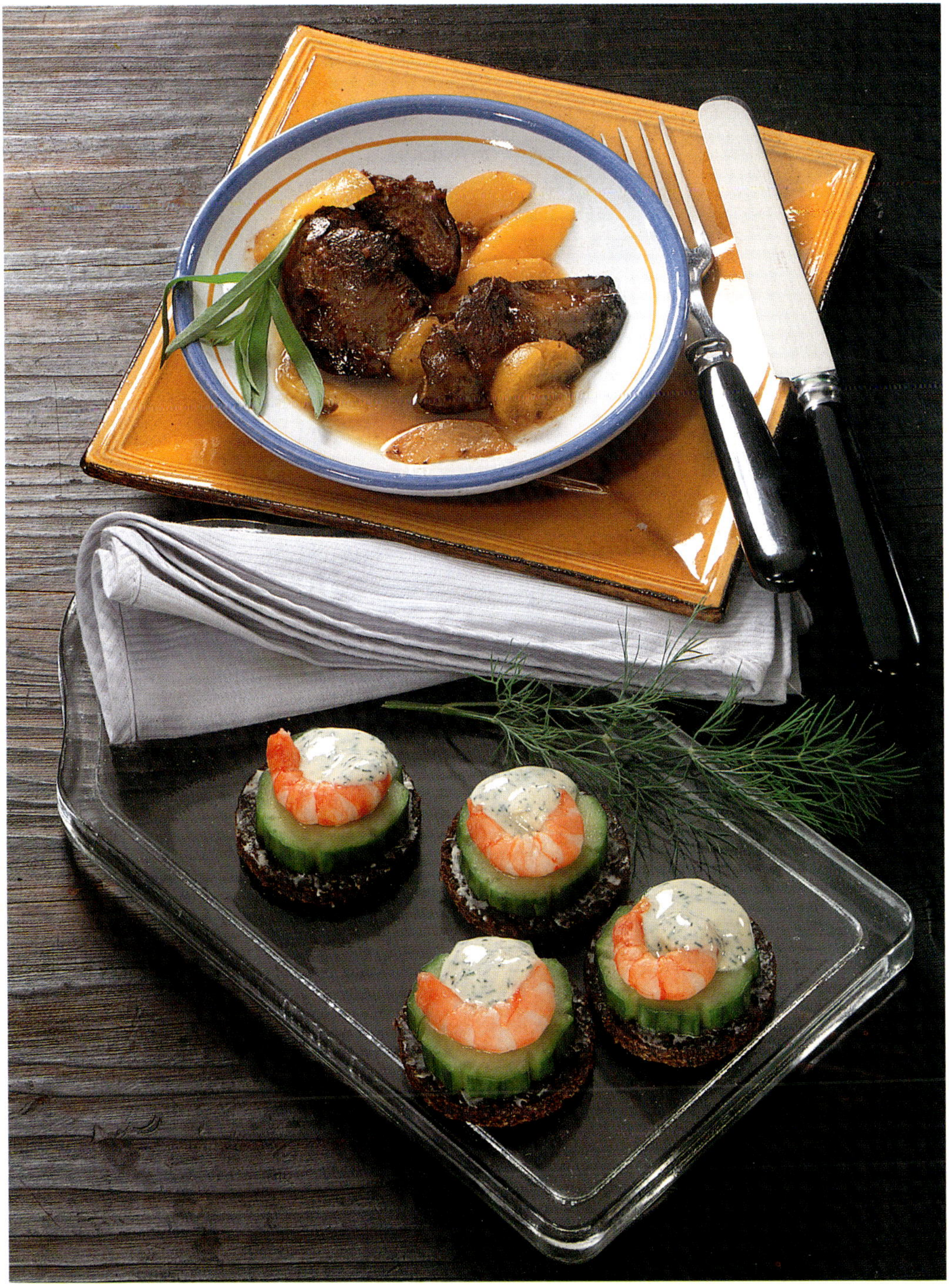

Gemüsetofu

Zutaten für 2 Personen:
30 g rote Paprikaschote
30 g Möhre
30 g Salatgurke
30 g Tofu
1 Teel. Tomatenmark
1 Teel. Olivenöl, kaltgepreßt
2 Teel. Sherryessig
Kräutersalz
schwarzer Pfeffer, frisch gemahlen
Piment, gemahlen
Fruchtzucker

Ideal zum Mitnehmen
Cholesterinarm

Zubereitungszeit: etwa 15 Min.

Pro Portion etwa:
224 kJ/53 kcal
3 g verwertbare KH
1 g EW · 3 g F
1 g Ballaststoffe

Varianten für
176 kJ/42 kcal pro Portion:
Den Tofu weglassen.

12 g KH pro Portion:
Jeweils ½ Scheibe (22 g) Vollkornbrot dazuessen.

1. Den geputzten Paprika, die Möhre und die Gurke waschen. Mit dem Tofu jeweils in kleine Würfel schneiden.

2. Das Tomatenmark mit dem Öl und dem Essig verrühren. Mit dem Gemüse und Tofu mischen.

3. Den Gemüsetofu mit Kräutersalz, Pfeffer und Piment herzhaft würzen. Mit wenig Fruchtzucker abschmecken.

Gefüllter Chicorée

Zutaten für 2 Stück:
80 g Hüttenkäse
30 g Apfel, geschält und entkernt
¼ Bund Dill
1 Scheibe Putenbrustaufschnitt (16 g)
Currypulver
2 Chicoréeblätter (je 15 g)

Gelingt leicht

Zubereitungszeit: etwa 10 Min.

Pro Stück etwa:
255 kJ/61 kcal
3 g verwertbare KH
6 g EW · 2 g F
0 g Ballaststoffe

Varianten für
188 kJ/44 kcal pro Portion:
Nur 50 g Hüttenkäse verwenden.

11 g KH pro Portion:
Jeweils ½ Scheibe (22 g) Vollkornbrot dazuessen.

1. Den Hüttenkäse in eine Schüssel geben. Den Apfel in den Hüttenkäse raspeln und untermischen.

2. Den Dill waschen, trockenschütteln und fein hacken.

3. Die Putenbrust klein würfeln und mit dem Dill unter den Hüttenkäse mischen. Mit etwas Curry würzen.

4. Die Chicoréeblätter waschen und sehr gut trockentupfen. Die Blätter mit dem Apfelhüttenkäse füllen.

Brötchen mit Rahmpilzen

Zutaten für 2 Personen:
100 g kleine, feste Egerlinge
oder Champignons
1 Teel. Öl
1 Teel. Zitronensaft
Salz
schwarzer Pfeffer, frisch gemahlen
½ Teel. Estragon, getrocknet
1 Eßl. saure Sahne (10 % Fett)
½ Teel. mittelscharfer Senf
1 Vollkornbrötchen

Raffiniert
Braucht etwas Zeit

Zubereitungszeit: etwa 20 Min.

Pro Portion etwa:
422 kJ/101 kcal
3 g verwertbare KH
3 g EW · 4 g F
1 g Ballaststoffe

Varianten für
311 kJ/74 kcal pro Portion:
Das Öl zum Braten weglassen. Die Pilze in einer versiegelten, nur mit wenig Öl ausgeriebenen Pfanne dünsten.

23 g KH pro Portion:
Jeweils 1 ganzes Brötchen mit den Rahmpilzen essen.

1. Die geputzten Egerlinge oder Champignons, falls nötig, waschen und gut trockentupfen. Die Pilze in feine Scheiben schneiden.

2. Das Öl in einer Pfanne erhitzen. Die Pilze bei mittlerer Hitze darin unter Rühren in etwa 4 Minuten braun braten.

3. Die Pilze mit dem Zitronensaft beträufeln und mit Salz, Pfeffer und dem Estragon würzen. Die Pfanne vom Herd ziehen.

4. Die Sahne und den Senf in einer Schüssel mit einem Schneebesen glattrühren. Die Pilze untermischen.

5. Das Brötchen halbieren, die Hälften etwas aushöhlen und mit den Rahmpilzen füllen.

Tofuecken mit Ingwermöhren

Zutaten für 2 Personen:
1 Teel. Sojasauce
Fünf-Gewürze-Pulver
2 Scheiben Tofu (je 40 g)
80 g Möhren
½ Teel. Ingwer, frisch gerieben
2 Teel. Obstessig
½ Bund Schnittlauch
1 Teel. Öl

Für Gäste • Raffiniert

Zubereitungszeit: etwa 20 Min.

Pro Portion etwa:
301 kJ/72 kcal
3 g verwertbare KH
3 g EW · 4 g F
1 g Ballaststoffe

Varianten für
174 kJ/56 kcal pro Portion:
Die Tofumenge halbieren.

22 g KH pro Portion:
Jeweils 1 Scheibe Vollkornbrot (45 g) dazuessen.

1. Die Sojasauce mit 1 Prise Fünf-Gewürze-Pulver in einer Schüssel verrühren.

2. Die Tofuscheiben diagonal halbieren und gründlich in der Sauce wenden.

3. Die geputzten Möhren waschen und grob raspeln. Den Ingwer und den Obstessig untermischen.

4. Den Schnittlauch waschen, trockenschütteln und in feine Röllchen schneiden. Unter die Ingwermöhren mischen.

5. Das Öl in einer versiegelten Pfanne erhitzen. Die marinierten Tofuecken darin bei mittlerer Hitze von beiden Seiten insgesamt etwa 4 Minuten braten. Mit der Marinade ablöschen.

6. Die Tofuecken heiß zu den Ingwermöhren anrichten.

Schneller Käsetoast

Zutaten für 2 Personen:
20 g Edamer-Käse (30 % Fett i. Tr.)
2 Zweige Petersilie
1 Teel. Worcestersauce
Paprikapulver, rosenscharf
Kümmel, gemahlen
1 Scheibe Vollkornbrot (45 g)

Gelingt leicht

Zubereitungszeit: etwa 10 Min.

Pro Portion etwa:
240 kJ/58 kcal
10 g verwertbare KH
4 g EW · 1 g F
1 g Ballaststoffe

1. Den Käse in eine kleine Schüssel fein reiben.

2. Die Petersilie waschen, trockenschütteln und die Blättchen fein hacken.

3. Die Petersilie unter den Käse mischen. Die Worcestersauce, etwas Paprikapulver und 1 Prise Kümmel untermischen.

4. Die Brotscheibe halbieren und im Toaster rösten.

5. Die Käsemasse sofort auf den heißen Brotscheiben verteilen und gleich essen.

In diesem Kapitel dreht sich alles um Hauptgerichte. Zu jedem Rezept gibt es zusätzlich eine kalorienärmere Variante. Die Kohlenhydrate variieren Sie am besten durch die Portionsgröße der Beilage. Die Beilagen zu den Gerichten können Sie sich selbst auswählen. Besondere Rezepte (mit Nährwertangaben) finden Sie im Kapitel »Herzhafte Beilagen« (Seite 66–71). Wenn Sie Salzkartoffeln oder Reis bevorzugen – auch dafür gibt es Angaben zu Energiegehalt und Kohlenhydraten in der Tabelle auf Seite 91.

Putengeschnetzeltes mit Erbsen

Zutaten für 2 Personen:
200 g Putensteak
Salz
schwarzer Pfeffer, frisch gemahlen
Paprikapulver, edelsüß
1 kleine Zwiebel (50 g)
150 g Tomaten
1 Eßl. Öl
200 g junge, grüne Erbsen, frisch oder tiefgekühlt
1/8 l klare Hühnerbrühe (instant)
25 g saure Sahne (10 % Fett)
1/2 unbehandelte Zitrone
1 Handvoll Kerbel

Raffiniert

Zubereitungszeit: etwa 40 Min.

Pro Portion etwa:
1228 kJ/294 kcal
19 g verwertbare KH
32 g EW · 9 g Fett
6 g Ballaststoffe

Variante für
1007 kJ/241 kcal pro Portion: Das Putenfleisch und die Zwiebel ohne Öl in einer versiegelten Pfanne anbraten.

Beilage: Kartoffelpüree oder Exotischer Reis (Seite 70)

1. Das Putensteak in feine Streifen schneiden und mit Salz, Pfeffer und Paprikapulver würzen.

2. Die Zwiebel schälen und würfeln. Die Tomaten waschen, kleinschneiden und dabei die Stielansätze entfernen.

3. Das Öl in einer Pfanne erhitzen. Das Putenfleisch und die Zwiebel bei mittlerer Hitze darin anbraten. Aus der Pfanne nehmen und auf einem Teller beiseite stellen.

4. Die frischen Erbsen auspalen, die tiefgekühlten Erbsen unaufgetaut verwenden. Mit den Tomaten in die Pfanne geben. Die Hühnerbrühe angießen. Offen etwa 5 Minuten bei schwacher Hitze köcheln lassen.

5. Die Sahne in eine kleine Schüssel geben. Von der Zitrone die Schale fein abreiben und den Saft auspressen. Beides mit der Sahne verrühren und mit Salz würzen.

6. Das Putenfleisch unter die Erbsen und Tomaten mischen. Die Zitronensauce unterrühren. Alles bei kleiner Hitze noch etwa 10 Minuten durchziehen lassen.

7. Den Kerbel waschen, trockenschütteln und grob hacken. Über das Geschnetzelte streuen und servieren.

Tip!

Dieses Rezept läßt sich auch sehr gut mit anderem mageren Geflügelfleisch zubereiten, zum Beispiel mit Putenschnitzel oder mit Hühnerbrustfilet.

Ein unkompliziertes Pfannengericht, das sich besonders für die Zubereitung in kleinen Mengen eignet, ist dieses Putengeschnetzelte.

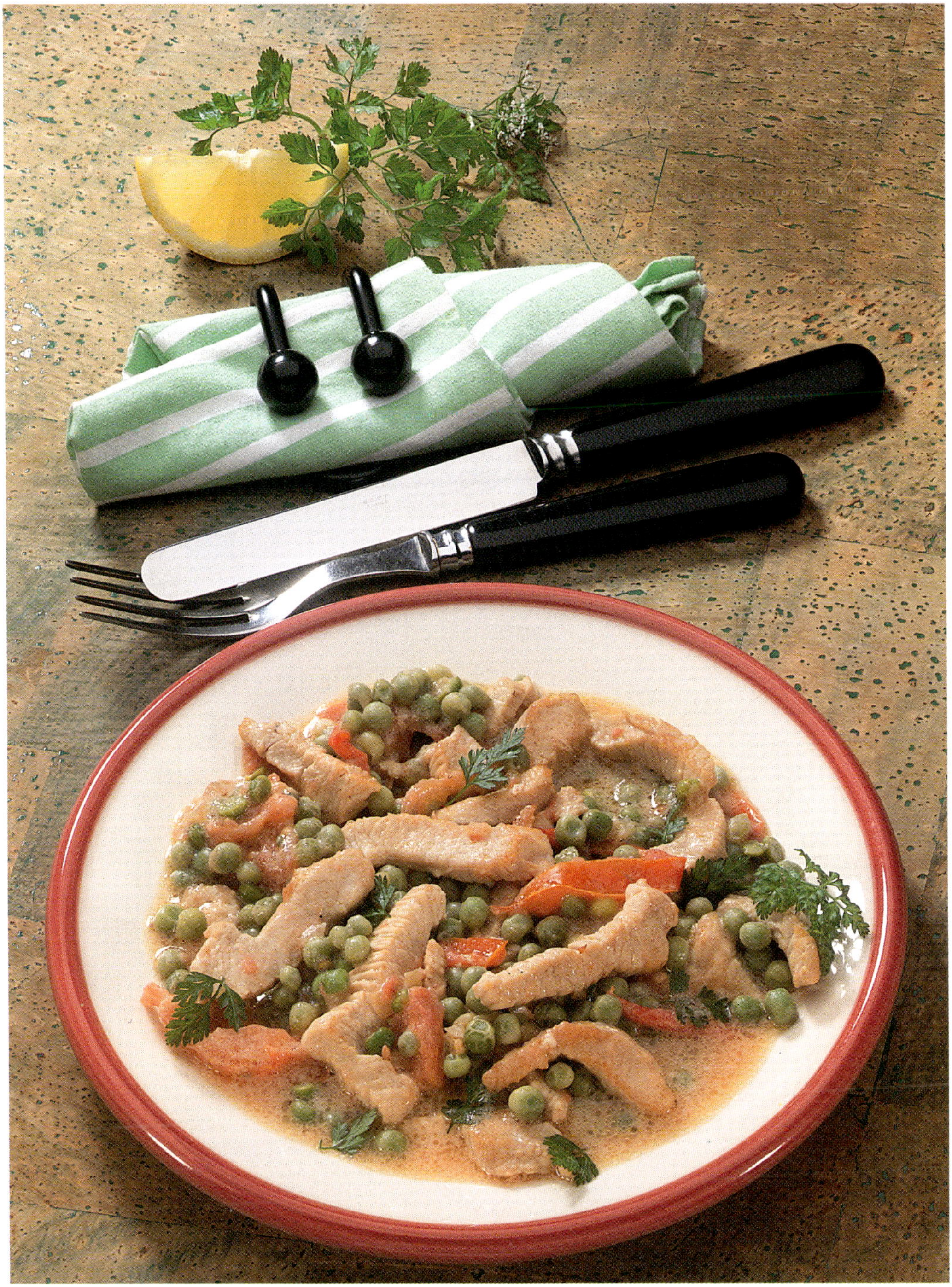

Gemüse-omelett mit Tomatensauce

Zutaten für 3 Personen:
200 g reife, aromatische Tomaten
Salz
schwarzer Pfeffer, frisch gemahlen
Flüssigsüßstoff
1 Eßl. Basilikumblättchen
60 g Edamer-Käse am Stück (30 % Fett i. Tr.)
75 ml Vollmilch (3,5 % Fett)
1 Ei
300 g Zucchini
150 g Frühlingszwiebeln
150 g Egerlinge
1 Eßl. Öl
1 Teel. Rosmarin, gemahlen

Gelingt leicht

Zubereitungszeit: etwa 30 Min.

Pro Portion etwa:
836 kJ/199 kcal
11 g verwertbare KH
13 g EW · 11 g F
5 g Ballaststoffe

Variante für
715 kJ/83 kcal pro Portion: Edamer-Käse mit 10 % Fett und fettarme Milch (1,5 % Fett) verwenden.

Beilage: Reis oder Safrankartoffeln (Seite 67).

1. Für die Sauce die Tomaten waschen und vierteln. Die Stielansätze herausschneiden.

2. Die Tomatenviertel in einem hohen Rührbecher pürieren. Mit Salz, Pfeffer und etwas Flüssigsüßstoff würzen.

3. Die Basilikumblättchen waschen, trockentupfen, hacken und unter die Tomaten mischen.

4. Für das Omelett den Käse fein reiben. Mit der Milch und dem Ei verrühren und mit Pfeffer würzen.

5. Die geputzten Zucchini waschen und grob raspeln. Die geputzten Frühlingszwiebeln waschen und in feine Ringe schneiden. Die geputzten Egerlinge, falls nötig, waschen, gut trockentupfen und hacken.

6. Das Öl in einer Pfanne erhitzen und das Gemüse darin bei mittlerer Hitze etwa 5 Minuten anbraten. Mit dem Rosmarin und Salz würzen.

7. Die Pfanne vom Herd ziehen. Die Käse-Ei-Milch unter das Gemüse mischen. Die Pfanne zudecken und das Omelett in etwa 10 Minuten bei schwacher Hitze garen.

8. Das Gemüseomelett auf einen großen Teller gleiten lassen und in drei Teile schneiden. Dazu die kalte Tomatensauce servieren.

Blumenkohl-Schinken-Pfanne

Zutaten für 2 Personen:
500 g Blumenkohl
Salz
2 Teel. Margarine
2 Teel. Kapern (10 g)
1 Eßl. Zitronensaft
2 Eßl. saure Sahne (10 % Fett)
1 Teel. Meerrettich, gerieben (aus dem Glas)
Flüssigsüßstoff
60 g gekochter Schinken (ohne Fettrand)
1 kleines Bund Schnittlauch

Läßt sich gut vorbereiten

Zubereitungszeit: etwa 35 Min.

Pro Portion etwa:
666 kJ/159 kcal
7 g verwertbare KH
10 g EW · 8 g F
7 g Ballaststoffe

Variante für
496 kJ/137 kcal pro Portion: Den gekochten Schinken durch die gleiche Menge Lachsschinken ersetzen.

Beilage: Pellkartoffeln oder Würziger Grünkern (Seite 66)

1. Den geputzten Blumenkohl in Röschen teilen und waschen.

2. In eine große Pfanne mit hohem Rand 1½–2 l Wasser füllen, aufkochen lassen und leicht salzen.

3. Die geputzten Blumenkohlröschen etwa 15 Minuten bei mittlerer Hitze darin garen. Dann das Kochwasser abgießen.

4. Die Margarine, die Kapern und 3 Eßlöffel Wasser zum Blumenkohl in die Pfanne geben. Mit dem Zitronensaft beträufeln und etwa weitere 5 Minuten zugedeckt bei schwacher Hitze dünsten.

5. Inzwischen die Sahne mit dem Meerrettich, wenig Salz und 1 Spritzer Flüssigsüßstoff verrühren.

6. Den Schinken würfeln oder in Streifen schneiden.

7. Den Schnittlauch waschen, trockenschütteln und in Röllchen schneiden.

8. Die Pfanne vom Herd ziehen. Die Meerrettich-Sahne und den Schinken unter den Blumenkohl mischen. Mit dem Schnittlauch bestreuen.

Tip!

Gut schmeckt die Schinkenpfanne auch mit Brokkoli. Er hat die gleiche Garzeit wie Blumenkohl. Die dicken Stiele aber abschneiden und einige Minuten vor den Brokkoliröschen ins kochende Wasser geben.

Hackröllchen mit Kohl

Zutaten für 2 Personen:
1 Bund Petersilie
180 g Tatar
abgeriebene Schale von ½ unbehandelten Zitrone
½ Teel. scharfer Senf
Salz
schwarzer Pfeffer, frisch gemahlen
400 g Spitzkohl (ersatzweise junger Weißkohl)
175 g rote Paprikaschoten
2 Teel. Öl
1 Teel. Kümmelkörner
Obstessig
Flüssigsüßstoff
Cayennepfeffer
150 g Magermilchjoghurt (0,3 % Fett)
Zitronensaft

Ballaststoffreich

Zubereitungszeit: etwa 40 Min.

Pro Portion etwa:
1096 kJ/260 kcal
15 g verwertbare KH
26 g EW · 9 g F
7 g Ballaststoffe

Variante für
874 kJ/207 kcal pro Portion: Die Hackröllchen in einer versiegelten Pfanne ohne Öl anbraten.

Beilage: Salzkartoffeln oder Kartoffel-Sellerie-Püree (Seite 68)

1. Die Petersilie waschen, trockenschütteln und hacken.

2. Das Tatar mit 1 Eßlöffel Petersilie, der Zitronenschale, dem Senf, etwas Salz und Pfeffer verkneten.

3. Aus dem Fleischteig mit nassen Händen sechs etwa 4 cm lange Röllchen formen und beiseite stellen.

4. Den geputzten Kohl waschen, gut abtropfen lassen und in kurze Streifen schneiden.

5. Die geputzten Paprika waschen und in kleine Würfel oder Streifen schneiden.

6. Das Öl in einer Pfanne erhitzen. Die Hackröllchen bei mittlerer Hitze 3–4 Minuten rundum braten. Aus der Pfanne nehmen und beiseite stellen.

7. Kohl und Paprika in die Pfanne geben und unter Rühren kräftig anbraten. Den Kümmel, wenig Salz, 1 Eßlöffel Essig und 3 Eßlöffel Wasser hinzufügen. Das Gemüse in der geschlossenen Pfanne bei schwacher bis mittlerer Hitze etwa 10 Minuten dünsten.

8. Das Gemüse mit etwas Essig, Flüssigsüßstoff und wenig Cayennepfeffer abschmecken. Eventuell noch 1–2 Eßlöffel Wasser hinzufügen. Die Hackröllchen auf das Gemüse legen und zugedeckt etwa weitere 5 Minuten schmoren lassen.

9. Den Joghurt mit etwas Salz und Zitronensaft glattrühren.

10. Die Hackröllchen mit dem Kohlgemüse anrichten. Die Joghurtsauce darüber geben.

Fischrouladen mit Lauchtomaten

Zutaten für 2 Personen:
150 g Lauch
30 g Lachsschinken (ohne Fettrand)
½ Bund Dill
2 Kabeljaufilets (je 160 g)
Kräutersalz
Paprikapulver, edelsüß
30 g Kräuterschmelzkäse
(30 % Fett i. Tr.)
1½ Eßl. Öl
250 g Tomatenfruchtfleisch oder
Dosentomaten
Salz
schwarzer Pfeffer, frisch gemahlen
Küchengarn

Raffiniert

Zubereitungszeit: etwa 35 Min.

Pro Portion etwa:
1290 kJ/308 kcal
8 g verwertbare KH
35 g EW · 13 g F
6 Ballaststoffe

Variante für
1069 kJ/255 kcal pro Portion: Die Fischrouladen nur mit ½ Eßlöffel Öl in einer versiegelten Pfanne anbraten und die Lauchringe ohne weiteres Öl andünsten.

Beilage: Kartoffelpüree oder Würziger Grünkern (Seite 66)

1. Den geputzten Lauch längs halbieren und unter fließendem Wasser gründlich waschen. 4 schöne, hellgrüne Lauchstreifen auswählen und beiseite legen. Den restlichen Lauch in dünne Ringe schneiden.

2. Den Lachsschinken in kleine Würfel schneiden. Den Dill waschen, trockenschütteln, die Blättchen von den Stielen zupfen und fein hacken.

3. Die Fischfilets unter kaltem Wasser waschen und mit Küchenpapier trockentupfen. Dann die Filets mit etwas Kräutersalz und Paprikapulver würzen und mit der glatten Seite nach unten auf die Arbeitsfläche legen.

4. Jedes Fischfilet mit der Hälfte vom Kräuterschmelzkäse bestreichen. Die Schinkenwürfel und den Dill darauf verteilen. Die Fischfilets mit der Füllung fest zu Rouladen zusammenrollen.

5. Die Fischrouladen mit je 2 Lauchstreifen wie ein Päckchen umwickeln. Damit die Rouladen besser zusammenhalten, zusätzlich mit Küchengarn zusammenbinden.

6. 1 Eßlöffel Öl in einer Pfanne erhitzen. Die Fischrouladen bei mittlerer Hitze darin 2–3 Minuten rundum anbraten und wieder aus der Pfanne nehmen.

7. Das übrige Öl in die Pfanne geben und die Lauchringe kurz darin andünsten. Dann das Tomatenfruchtfleisch oder die Dosentomaten hinzufügen und etwa 5 Minuten bei mittlerer Hitze offen kochen lassen.

8. Das Lauch-Tomaten-Gemüse mit etwas Salz und Pfeffer würzen. Die Fischrouladen darauf legen und noch etwa 5 Minuten bei schwacher Hitze durchziehen lassen.

Tip!
Kabeljau läßt sich sehr gut durch andere Fischsorten wie Seelachs oder Rotbarsch ersetzen. Die Garzeit bleibt dieselbe.

Zarter Fisch gefüllt mit einer würzigen Schinken-Gemüse-Mischung: Versuchen Sie doch einmal die Fischrouladen.

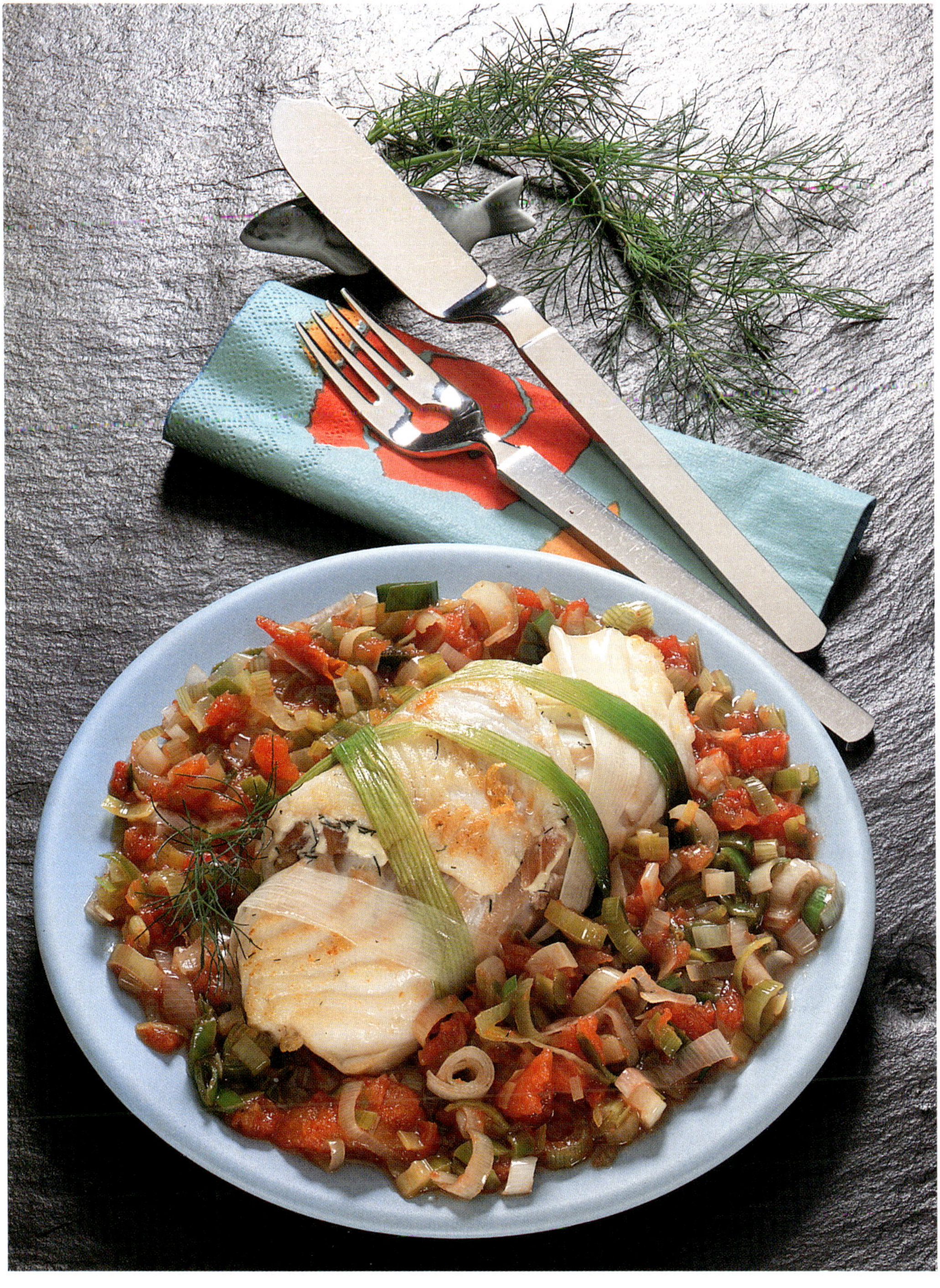

Schnitzel mit Dillgurken

Zutaten für 2 Personen:
150 g Möhren
300 g Salatgurke, geschält
1 Eßl. Öl
100 g Schweineschnitzel
1/8 l Gemüsebrühe (instant)
Kräutersalz
schwarzer Pfeffer, frisch gemahlen
1 Eßl. Obstessig
1 Teel. scharfer Senf
Koriander, gemahlen
1 Bund Dill

Gelingt leicht

Zubereitungszeit: etwa 35 Min.

Pro Portion etwa:
1033 kJ/246 kcal
7 g verwertbare KH
10 g EW · 18 g F
8 g Ballaststoffe

Variante für
944 kJ/225 kcal pro Portion: Das Gericht mit Putenschnitzel anstatt Schweineschnitzel zubereiten.

Beilage: Salzkartoffeln oder Rote-Bete-Nudeln (Seite 67)

1. Die geputzten Möhren waschen und mit der Gurke in Scheiben schneiden.

2. Das Öl in einer Pfanne erhitzen. Das Schnitzel quer halbieren und in der Pfanne bei mittlerer Hitze von einer Seite etwa 1 Minute braten. Dann wenden und etwa weitere 2 Minuten braten. Die Fleischstücke aus der Pfanne nehmen und beiseite stellen.

3. Die Gurken- und Möhrenscheiben in der Pfanne bei schwacher Hitze andünsten. Die Gemüsebrühe hinzufügen und das Gemüse mit etwas Kräutersalz würzen. Die Pfanne mit einem Deckel verschließen und das Gemüse bei schwacher Hitze etwa 15 Minuten schmoren lassen.

4. Das Gemüse mit Pfeffer, dem Essig, dem Senf und etwas Koriander würzen.

5. Die Fleischstücke auf das Gemüse in der Pfanne legen und zugedeckt etwa weitere 5 Minuten bei schwacher Hitze mitschmoren lassen.

6. Den Dill waschen, trockenschütteln, die Blättchen von den Stielen zupfen und fein hacken. Über das Fleisch und das Gemüse streuen und servieren.

Paprika-Fisch-Pfanne

Zutaten für 3 Personen:
500 g Paprikaschoten, rot, gelb und grün gemischt
200 g Frühlingszwiebeln
150 g Austernpilze
450 g Dorschfilet
Salz
weißer Pfeffer, frisch gemahlen
Koriander, gemahlen
2 Eßl. Orangensaft
1 Bund frischer Koriander (ersatzweise Basilikum)
3 Eßl. saure Sahne (10 % Fett)

Raffiniert

Zubereitungszeit: etwa 35 Min.

Pro Portion etwa:
1100 kJ/249 kcal
14 g verwertbare KH
30 g EW · 7 g F
6 g Ballaststoffe

Variante für
1023 kJ/231 kcal pro Portion: Die saure Sahne weglassen.

Beilage: Reis oder Safrankartoffeln (Seite 67)

1. Die geputzten Paprikaschoten waschen und zuerst in Viertel, dann quer in Streifen schneiden.

2. Die geputzten Frühlingszwiebeln waschen und kleinschneiden.

3. Die geputzten Austernpilze, falls nötig, mit Küchenpapier abreiben. In Streifen schneiden.

4. Das Fischfilet waschen, mit Küchenpapier trockentupfen und in mundgerechte Stücke schneiden. Dann mit Salz, Pfeffer und gemahlenem Koriander würzen und mit dem Orangensaft beträufeln.

5. Das Öl in einer Pfanne erhitzen. Nacheinander Paprika, Austernpilze und Frühlingszwiebeln in die Pfanne geben und unter Rühren bei mittlerer Hitze anbraten.

6. 3–4 Eßlöffel Wasser hinzufügen und das Gemüse in der geschlossenen Pfanne etwa 10 Minuten bei schwacher bis mittlerer Hitze schmoren lassen.

7. Die Fischstücke auf das Gemüse legen und etwa 5 Minuten zugedeckt mitgaren.

8. Inzwischen den Koriander waschen, trockenschütteln und hacken. Über den Fisch und das Gemüse streuen. Auf drei Tellern anrichten und jeweils 1 Eßlöffel Sahne dazugeben.

> **Tip!**
> Austernpilze erhalten Sie inzwischen in jedem gut sortierten Gemüsegeschäft. Sie müssen nicht gewaschen, sondern nur mit Küchenpapier abgerieben werden. Austernpilze lassen sich aber auch durch Champignons oder die etwas kräftiger schmeckenden Egerlinge ersetzen.

Hühnerbrust mit Chicorée

Zutaten für 2 Personen:
2 Hühnerbrustfilets (je 125 g)
Kräutersalz
Currypulver
2 Teel. mittelscharfer Senf
1 Teel. Öl
4 kleine Stauden Chicorée (je 110 g)
4–6 Eßl. Hühnerbrühe (instant)
4 Eßl. Orangensaft, frisch gepreßt
1 Teel. Estragon, getrocknet
Salz
schwarzer Pfeffer, frisch gemahlen

Für Gäste

Zubereitungszeit: etwa 30 Min.

Pro Portion etwa:
905 kJ/214 kcal
7 g verwertbare KH
30 g EW · 5 g F
3 g Ballaststoffe

Variante für
685 kJ/161 kcal pro Portion:
Das Gericht nur mit 75 g Hühnerbrustfilet pro Person zubereiten.

Beilage: Reis oder Hirse mit Tomaten (Seite 71)

1. Die Hühnerbrustfilets mit etwas Kräutersalz und Currypulver einreiben. Dann von beiden Seiten mit dem Senf bestreichen.

2. Das Öl in einer versiegelten Pfanne erhitzen und die Hühnerbrustfilets von jeder Seite etwa 3 Minuten bei schwacher bis mittlerer Hitze braten. Aus der Pfanne nehmen und beiseite stellen.

3. Inzwischen die Chicoréestauden waschen, längs halbieren und die bitteren Strünke keilförmig herausschneiden.

4. Die Chicoréehälften in dem Bratfett von beiden Seiten leicht anbräunen.

5. Die Hühnerbrühe, den Orangensaft und den Estragon hinzufügen. Das Gemüse leicht salzen und etwa 10 Minuten in der geschlossenen Pfanne bei schwacher Hitze schmoren lassen.

6. Die Hühnerbrustfilets in die Pfanne zum Chicorée legen und alles etwa weitere 5 Minuten ziehen lassen. Mit etwas Pfeffer würzen, auf zwei Tellern anrichten und servieren.

> **Tip!**
> Für dieses Gericht können Sie auch ein anderes mageres Fleisch verwenden. Probieren Sie es einmal mit Putenbrust als Schnitzel oder Geschnetzeltem. Natürlich schmeckt das Chicoréegemüse auch mit frischen Kräutern, zum Beispiel mit Dill.

Kalbsleber mit Birnen und Bohnen

Zutaten für 2 Personen:
Salz
300 g grüne Bohnen
75 g Birne, entkernt
1 rote Zwiebel (80 g)
1 Teel. Öl
2 Scheiben Kalbsleber (je 100 g)
Majoran, gerebelt
schwarzer Pfeffer, frisch gemahlen
Zitronensaft
Petersilie oder frischer Majoran nach Belieben

Gelingt leicht

Zubereitungszeit: etwa 40 Min.

Pro Portion etwa:
1008 kJ/240 kcal
19 g verwertbare KH
23 g EW · 7,5 g F
7 g Ballaststoffe

Variante für
898 kJ/213 kcal pro Portion:
Die Zwiebel nicht in Öl anbraten, sondern in 1/8 l Gemüsebrühe (instant) etwa 3 Minuten dünsten.

Beilage: Salzkartoffeln oder Kartoffel-Sellerie-Püree (Seite 68)

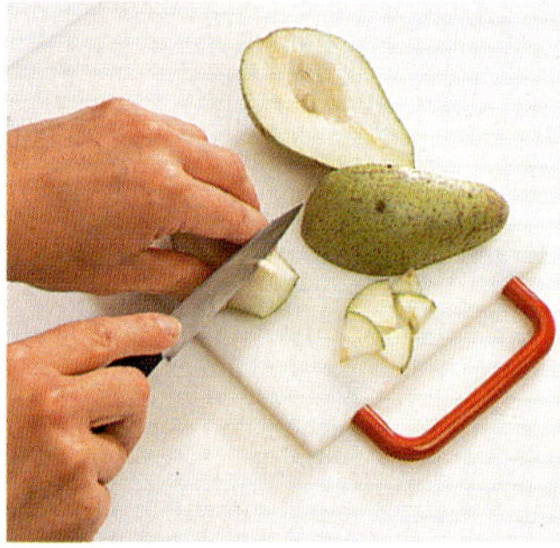

1. In einem Topf Salzwasser aufkochen lassen. Die geputzten Bohnen waschen und darin etwa 10 Minuten garen. Kurz kalt abschrecken und abtropfen lassen. Die Birne waschen, längs halbieren und in kleine Stückchen schneiden.

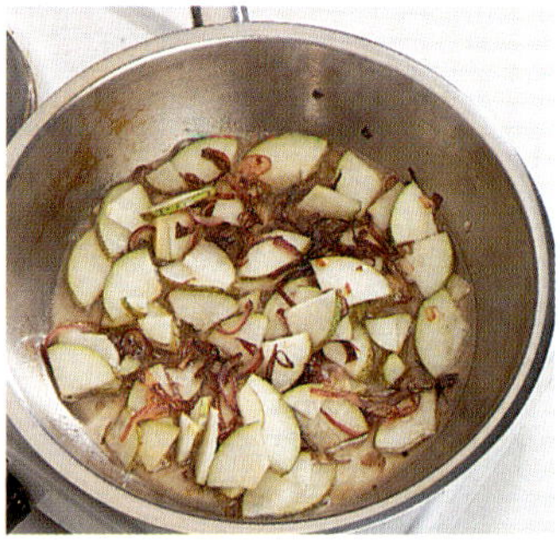

2. Die Zwiebel schälen, halbieren und in feine Scheiben schneiden. Das Öl in einer Pfanne erhitzen und die Zwiebel darin kräftig anbraten. Die Birnenstückchen hinzufügen und 3 Eßlöffel Wasser angießen. Die Birne und die Zwiebel zugedeckt etwa 3 Minuten bei schwacher bis mittlerer Hitze dünsten.

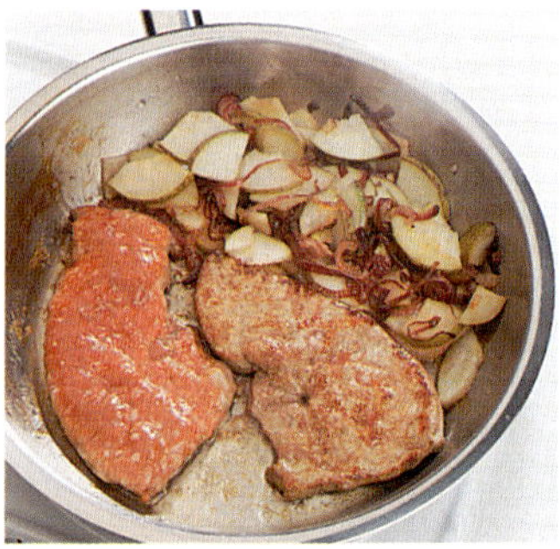

3. Die Birne und die Zwiebel an den Pfannenrand schieben. Die Leber in die Pfanne legen und bei mittlerer Hitze etwa 3 Minuten von jeder Seite braten. Dann mit etwas Salz und Majoran würzen.

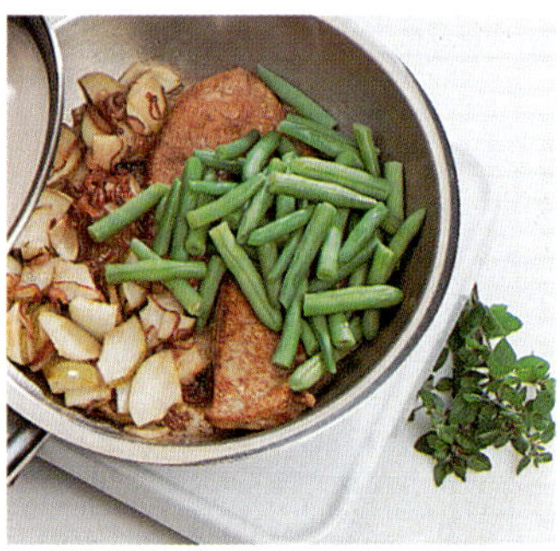

4. Die Bohnen auf die Kalbsleber geben. Die Pfanne zudecken und alles noch etwa 4 Minuten bei schwacher Hitze durchziehen lassen. Mit etwas Salz, Pfeffer und Zitronensaft würzen. Mit Petersilie oder Majoran nach Belieben garnieren und servieren.

Asiatische Tofupfanne

Zutaten für 2 Personen:
6 chinesische Morcheln, getrocknet (etwa 10 g)
1 Teel. Ingwer, frisch gerieben
1 Teel. Meerrettich, gerieben (aus dem Glas)
Sojasauce
120 g Tofu am Stück
Salz
80 g Zuckerschoten (Zuckererbsen)
180 g Staudensellerie
160 g Tomaten
1 Teel. Sonnenblumenöl
2 Teel. geröstetes Sesamöl (aus dem Asienladen)

Cholesterinarm

Zubereitungszeit: etwa 40 Min.

Pro Portion etwa:
717 kJ/171 kcal
10 g verdauliche KH
7 g EW · 12 g F
5 g Ballaststoffe

Variante für
596 kJ/119 kcal pro Portion: Das Gericht nicht mit Sesamöl würzen, sondern vor dem Servieren mit gehackten Kräutern (Koriander oder Basilikum) bestreuen.

Beilage: Reisnudeln oder Exotischer Reis (Seite 70)

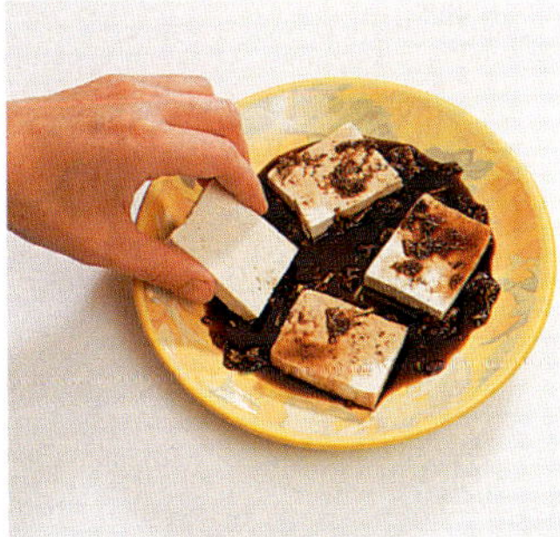

1. Die Morcheln mit heißem Wasser übergießen und etwa 10 Minuten quellen lassen. Den Ingwer, den Meerrettich und etwas Sojasauce in einem tiefen Teller zu einer Marinade verrühren. Den Tofu in vier gleich große Scheiben schneiden und in die Marinade legen.

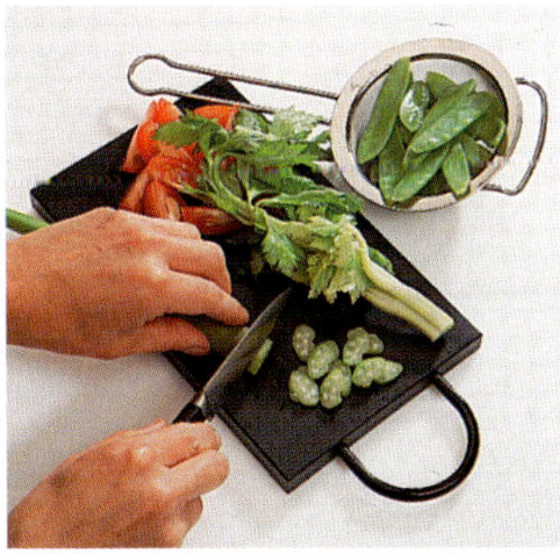

2. Inzwischen in einem Topf Salzwasser aufkochen lassen. Die Zuckerschoten waschen und darin etwa 3 Minuten garen. In ein Sieb abschütten und kurz kalt abschrecken. Den geputzten Sellerie und die Tomaten waschen. Den Sellerie in feine Scheiben schneiden, die Tomaten achteln und dabei die Stielansätze entfernen.

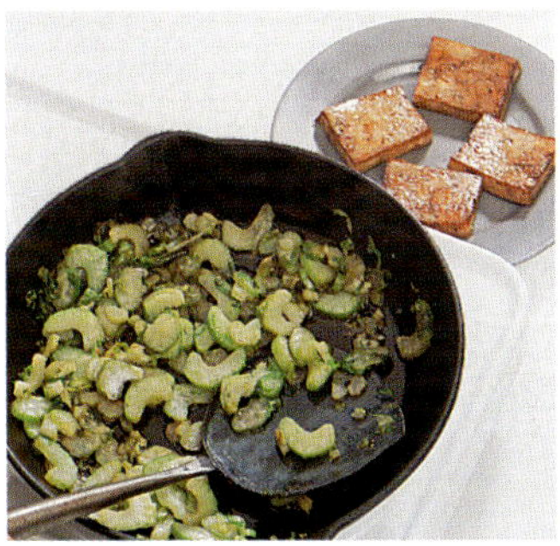

3. Das Sonnenblumenöl in einer versiegelten Pfanne erhitzen. Den Tofu aus der Marinade nehmen und im Öl bei mittlerer Hitze etwa 2 Minuten von jeder Seite braten, dann herausnehmen. Den Sellerie in der Pfanne unter Rühren andünsten. Die Marinade hinzufügen. Etwa 5 Minuten bei mittlerer Hitze zugedeckt schmoren lassen.

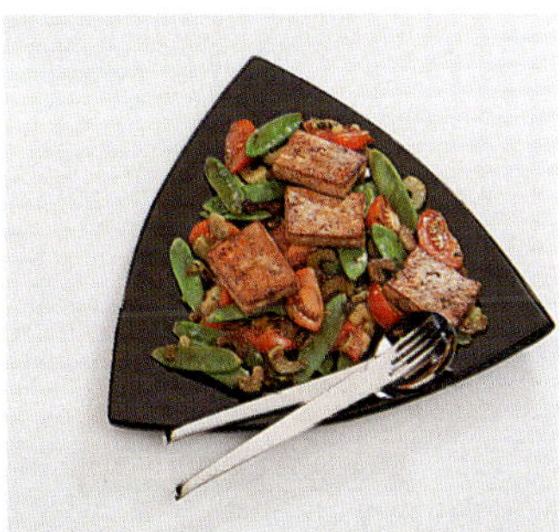

4. Die Morcheln etwas ausdrücken und kleinschneiden. Mit den Zuckerschoten und den Tomaten unter den Sellerie mischen und etwa 3 Minuten mitgaren. Mit Salz und dem Sesamöl würzen. Die Tofuscheiben auf das Gemüse legen und etwa weitere 3 Minuten durchziehen lassen.

Indisches Hähnchen-ragout

Zutaten für 4 Personen:
400 g Hühnerbrustfilet
abgeriebene Schale von 1 unbehandelten Orange
Kräutersalz · Currypulver
1 Eßl. Öl
300 g Möhren
125 g rote Zwiebeln oder Lauch
100 ml Diät-Apfelsaftgetränk
100 ml Hühnerbrühe (instant)
Salz
400 g frischer Spinat
1 Bund Petersilie
200 g Vollmilchjoghurt (3,5 % Fett)
2 Eßl. Orangensaft, frisch gepreßt
Cayennepfeffer
Koriander, gemahlen
Piment, gemahlen

Für Gäste

Zubereitungszeit: etwa 45 Min.

Pro Portion etwa:
1004 kJ/238 kcal
13 g verwertbare KH
27 g EW · 6 g F
5 g Ballaststoffe

Variante für
895 kJ/222 kcal pro Portion:
Für die Sauce Magermilchjoghurt (1,5 % Fett) statt Vollmilchjoghurt verwenden.

Beilage: Reis oder Safrankartoffeln (Seite 67)

1. Die Hühnerbrustfilets waschen. Mit der Orangenschale einreiben und mit Kräutersalz und Currypulver würzen.

2. Das Öl in einer Pfanne erhitzen. Die Hühnerbrustfilets bei mittlerer Hitze von jeder Seite etwa 3 Minuten braten. Aus der Pfanne nehmen und auf einem Teller beiseite stellen.

3. Die geputzten Möhren waschen und in sehr dünne Scheiben hobeln. Die Zwiebeln schälen und in Ringe schneiden. Oder den geputzten Lauch längs aufschlitzen, gründlich waschen und in Ringe schneiden. Die Möhren und die Zwiebeln oder den Lauch in der Pfanne kurz andünsten.

4. Den Apfelsaft und die Hühnerbrühe hinzufügen und alles einmal aufkochen lassen. Die Möhren und Zwiebeln oder Lauch zugedeckt etwa 7 Minuten bei schwacher Hitze schmoren lassen.

5. Inzwischen Salzwasser aufkochen lassen. Den geputzten Spinat waschen und darin etwa 2 Minuten garen. In ein Sieb abgießen, kurz kalt abschrecken und gut ausdrücken. Dann grob hacken.

6. Die Petersilie waschen, gut trockenschütteln und die Blättchen fein hacken.

7. Den Joghurt mit der Petersilie und dem Orangensaft verrühren und mit Kräutersalz, Currypulver und wenig Cayennepfeffer würzen.

8. Den Spinat unter das Möhrengemüse mischen. Alles mit etwas Salz, Koriander und Piment abschmecken.

9. Die Hühnerbrustfilets quer in Scheiben schneiden und unter das Gemüse heben. Zugedeckt alles etwa weitere 5 Minuten bei schwacher Hitze durchziehen lassen.

10. Das Hähnchenragout mit der Joghurtsauce anrichten.

Tip!

Das Hähnchenragout können Sie natürlich auch mit tiefgekühltem Spinat zubereiten. 1 Packung tiefgekühlter Blattspinat mit 300 g entspricht etwa 400 g geputztem, frischem Spinat.

Hacksteak mit Orangenfenchel

Zutaten für 2 Personen:
1 große Zwiebel (100 g)
100 g Tomaten
1 Teel. Kapern
240 g Tatar
65 g Quark (Magerstufe)
abgeriebene Schale von 1 unbehandelten Zitrone
Salz
schwarzer Pfeffer, frisch gemahlen
Paprikapulver, edelsüß
350 g Fenchel
1 Eßl. Öl
4 Eßl. Orangensaft, frisch gepreßt
Worcestersauce
Flüssigsüßstoff

Raffiniert

Zubereitungszeit: etwa 45 Min.

Pro Portion etwa:
1557 kJ/372 kcal
19 g verwertbare KH
34 g EW · 16 g F
8 g Ballaststoffe

Variante für
1115 kJ/266 kcal pro Portion: Die Hacksteaks in einer versiegelten, mit etwas Öl ausgestrichenen Pfanne braten.

Beilage: Pellkartoffeln oder Majoranlinsen (Seite 71)

1. Die Zwiebel schälen und fein hacken. Die Tomaten waschen, in kleine Würfel schneiden, dabei die Stielansätze entfernen. Die Kapern hacken.

2. Das Tatar mit den Zwiebeln, den Tomaten, den Kapern und dem Quark verkneten. Mit der Zitronenschale, etwas Salz, Pfeffer und Paprikapulver würzen.

3. Aus dem Fleischteig mit nassen Händen zwei große Hacksteaks formen.

4. Den geputzten Fenchel vierteln, waschen und die Strünke keilförmig herausschneiden. Die Fenchelviertel quer in Streifen schneiden.

5. Das Öl in einer großen Pfanne erhitzen. Die Hacksteaks bei mittlerer Hitze von jeder Seite etwa 4 Minuten braun anbraten und herausnehmen.

6. Dann den Fenchel bei mittlerer Hitze in der Pfanne anbraten. 200 ml Wasser hinzufügen, den Fenchel etwas salzen und zugedeckt bei schwacher Hitze etwa 10 Minuten schmoren lassen.

7. Den Orangensaft hinzufügen und das Gemüse mit einem Spritzer Worcestersauce und etwas Flüssigsüßstoff würzen.

8. Das Gemüse an den Rand der Pfanne schieben. Die Hacksteaks wieder in die Pfanne legen und zugedeckt noch etwa 5 Minuten bei schwacher Hitze mit durchziehen lassen.

Bohnenpfanne mit Aubergine

Zutaten für 2 Personen:
Salz
300 g grüne Bohnen
400 g festfleischige Tomaten
150 g Aubergine
1–2 Knoblauchzehen
Zimtpulver
40 g Schafskäse (40 % Fett i. Tr.)
abgeriebene Schale von ½ unbehandelten Zitrone
Tabasco

Cholesterinarm • Ballaststoffreich

Zubereitungszeit: etwa 40 Min.

Pro Portion etwa:
624 kJ/149 kcal
17 g verwertbare KH
9 g EW · 4 g F
9 g Ballaststoffe

Variante für
428 kJ/102 kcal pro Portion: Den Schafskäse durch 2 Eßlöffel gehackte Petersilie ersetzen.

Beilage: Salzkartoffeln oder Würziger Grünkern (Seite 66)

1. In einem Topf Salzwasser aufkochen lassen. Die geputzten Bohnen waschen und darin etwa 10 Minuten garen. In ein Sieb abgießen, kurz kalt abschrecken und gut abtropfen lassen.

2. Inzwischen die Tomaten waschen und vierteln, dabei die Stielansätze entfernen. Die Tomatenviertel grob hacken.

3. Die geputzte Aubergine waschen und in kleine Scheiben schneiden.

4. Die Tomaten in einer Pfanne bei mittlerer Hitze etwa 2 Minuten anschmoren. Den Knoblauch schälen und durch die Presse dazudrücken. Die Auberginen hinzufügen. Mit wenig Salz und Zimtpulver würzen. Dann zugedeckt bei schwacher Hitze etwa 10 Minuten schmoren lassen.

5. Den Schafskäse grob reiben und beiseite stellen.

6. Die Bohnen und die Zitronenschale in der Pfanne mit den Tomaten und den Auberginen vermischen. Zugedeckt etwa weitere 5 Minuten mitgaren.

7. Die Bohnenpfanne mit etwas Tabasco und Salz abschmecken und mit dem Schafskäse bestreuen.

Verwöhnen Sie sich und Ihre Gäste mit den folgenden Gerichten. Rezepte für herzhafte Beilagen zu den Gerichten finden Sie ab Seite 66, und in der Tabelle im Anhang auf Seite 91 gibt es eine Übersicht über Energiegehalt und Nährwerte weiterer Beilagen.

Gefüllter Kabeljau aus dem Ofen

Zutaten für 4 Personen:
750 g Kabeljau (küchenfertig, ohne Kopf und Flossen)
Salz
300 g Zucchini
1 Zwiebel (50 g)
12 g Sonnenblumenkerne
1 Eßl. Olivenöl
2 Eßl. grobkörniger Senf (zum Beispiel moutarde de meaux)
Kräutersalz
Muskatnuß, frisch gerieben
Rosmarin, gemahlen
1 Teel. Balsamessig (Aceto balsamico)
Tabasco
1 Teel. Obstessig
2–3 Lorbeerblätter
Küchengarn
1 Folien-Bratschlauch

Raffiniert

Zubereitungszeit: etwa 1 Std.

Pro Portion etwa:
940 kJ/223 kcal
5 g verwertbare KH
34 g EW · 6 g F
2 g Ballaststoffe

Variante für
1729 kJ/206 kcal pro Portion: Für die Füllung die Sonnenblumenkerne weglassen. Stattdessen 1 Eßlöffel gehackte Petersilie untermischen. Das Gemüse nicht braten, sondern in Salzwasser knackig gar kochen.

Beilage: Salzkartoffeln oder Röstkartoffeln mit Rosmarin (Seite 66)

1. Den Kabeljau waschen und mit Küchenpapier trockentupfen.

2. Den Fisch auf die Arbeitsfläche legen. Mit einem scharfen, spitzen Messer den Rücken an der Mittelgräte entlang aufschneiden. Die Mittelgräte vorsichtig vom Fleisch lösen. Die Gräte am Schwanzende mit einer Küchenschere durchschneiden und entfernen.

3. Den Fisch von innen leicht salzen und beiseite stellen.

4. Die geputzten Zucchini waschen und grob raspeln. Die Zwiebel schälen und fein würfeln.

5. Die Sonnenblumenkerne in einer Pfanne ohne Fett goldbraun anrösten. Herausnehmen, etwas abkühlen lassen und eventuell hacken.

6. Das Öl in die Pfanne geben und erhitzen. Die Zwiebelwürfel und die Zucchiniraspel hineingeben. Das Gemüse bei starker Hitze etwa 5 Minuten andünsten, bis fast alle Flüssigkeit verdampft ist.

7. Die Zucchinimasse in eine Schüssel geben, mit den Sonnenblumenkernen und dem Senf vermischen, mit Kräutersalz, Muskatnuß und Rosmarin kräftig abschmecken. Dann mit dem Balsamessig und 2 Spritzern Tabasco würzen.

8. Den Backofen auf 200° vorheizen, den Rost herausnehmen.

9. Den Kabeljau mit der Zucchinimasse füllen und mit Küchengarn zusammenbinden.

10. Den Fisch mit der Füllung nach oben in einen Folien-Bratschlauch legen. Den Bratschlauch einstechen und an einem Ende schließen. 3 Eßlöffel Wasser mit dem Obstessig und wenig Salz verrühren. Die Mischung an den Fisch gießen. Die Lorbeerblätter hinzufügen. Das zweite Ende vom Bratschlauch verschließen.

11. Den Bratschlauch mit dem Fisch vorsichtig auf den Backofenrost heben. Den Rost in den Backofen (unten) schieben und den gefüllten Fisch in etwa 20 Minuten garen.

12. Den Kabeljau im Bratschlauch auf eine Servierplatte legen. Die Folie mit der Schere ganz aufschneiden und vorsichtig wegziehen. Das Küchengarn aufschneiden und entfernen.

Die köstliche Füllung aus Zucchini und Sonnenblumenkernen, umhüllt von zartem Fisch, wird nicht nur Ihre Gäste begeistern.

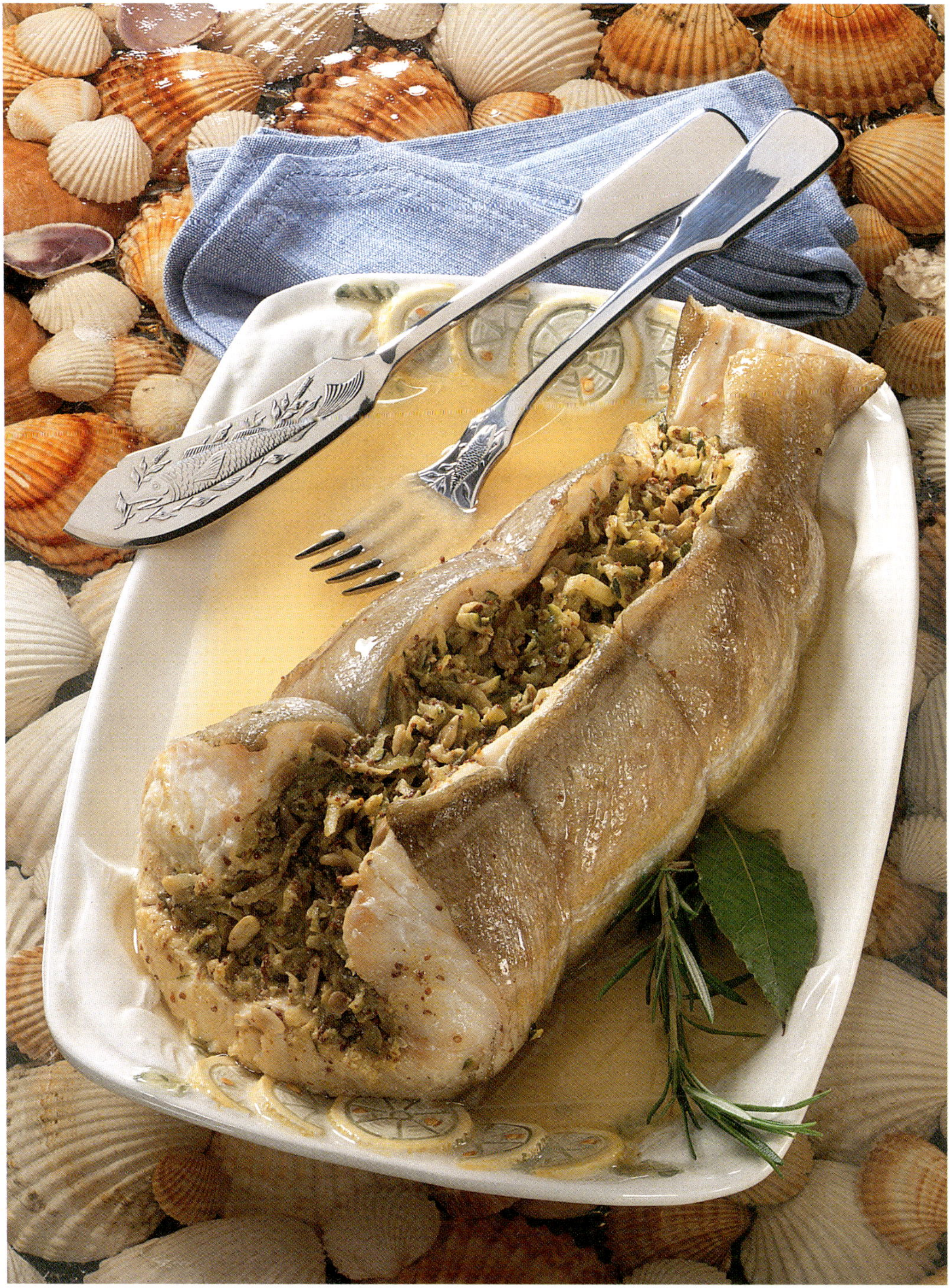

Schweinefilet im Mangoldmantel

Zutaten für 4 Personen:
450 g Mangold
Salz
150 g Champignons
1 mittelgroße Zwiebel (75 g)
2 Teel. Öl
1 kleines Bund Petersilie
50 g Quark (Magerstufe)
2 Teel. grobkörniger Senf (zum Beispiel moutarde de meaux)
schwarzer Pfeffer, frisch gemahlen
Muskatnuß, frisch gerieben
1 Schweinefilet (450 g)
Paprikapulver, edelsüß
¼ l kalte Gemüsebrühe (instant)
pflanzliches Bindemittel für ¼ l Sauce
2 Eßl. saure Sahne (60 g; 10 % Fett)

Für Gäste • Raffiniert

Zubereitungszeit:
etwa 1 Std. 20 Min.

Pro Portion etwa:
1257 kJ/301 kcal
6 g verwertbare KH
27 g EW · 17 g F
3 g Ballaststoffe

Variante für:
822 kJ/196 kcal pro Portion: Die Fleischmenge auf 300 g reduzieren. Das Filet ohne Öl sanft anbraten.

Beilage: Kartoffelgratin (Seite 66)

1. Den geputzten Mangold waschen. Die grünen Blatteile von den weißen Stielen abtrennen.

2. Etwa 2 l Salzwasser aufkochen lassen. Die Mangoldstiele in mundgerechte Stücke schneiden und darin etwa 5 Minuten garen. Herausnehmen, kurz kalt abspülen und abtropfen lassen. Beiseite stellen. Dann die Mangoldblätter etwa 2 Minuten sprudelnd kochen lassen. Ebenfalls kurz kalt abspülen und gut abtropfen lassen.

3. Die geputzten Champignons, falls nötig, kurz abbrausen, gut trockentupfen und fein hacken. Die Zwiebel schälen und ebenfalls fein hacken.

4. 1 Teelöffel Öl in einer versiegelten Pfanne erhitzen. Die Zwiebel darin bei mittlerer Hitze glasig andünsten. Die Pilze hinzufügen und etwa 5 Minuten dünsten. Mit Salz würzen und in eine Schüssel umfüllen.

5. Die Petersilie waschen, trockenschütteln und hacken. Mit dem Quark und 1 Teelöffel Senf zu den Champignons geben. Alles mit einer Gabel zu einer dicken Paste verrühren und mit etwas Salz, Pfeffer und Muskatnuß würzen.

6. Das Filet mit Salz und Paprikapulver einreiben. Das übrige Öl in der Pfanne erhitzen. Das Fleisch bei mittlerer Hitze rundherum leicht braun anbraten.

7. Die Mangoldblätter nebeneinander auf die Arbeitsfläche legen. Die Blätter sollen sich etwas überlappen und die Blattspitzen abwechselnd nach oben und nach unten zeigen. Den Backofen auf 180° vorheizen.

8. Die Champignonpaste auf die Mangoldblätter streichen. Das Filet darauf legen, einwickeln und in eine flache, ofenfeste Form legen. Etwa 2 Eßlöffel Wasser dazugeben und die Form in den Backofen (Mitte) stellen. Das Filet etwa 20 Minuten backen.

9. Inzwischen die Brühe mit dem Bindemittel erhitzen. Die Mangoldstiele hinzufügen und etwa 5 Minuten bei schwacher Hitze garen. Den restlichen Senf unterrühren und mit etwas Muskatnuß würzen. Den Topf vom Herd nehmen und die Sahne unter das Gemüse ziehen.

10. Das Schweinefilet mit der Mangoldhülle in Scheiben schneiden. Dazu die Mangoldstiele servieren.

Steak à la Stroganow

Zutaten für 2 Personen:
1 mittelgroße Zwiebel (75 g)
75 g rote Beten (aus dem Glas)
50 g Gewürzgurke (aus dem Glas)
1 Bund Dill
1 Teel. Öl
2 Rinderhüftsteaks (je 100 g)
Salz
schwarzer Pfeffer, frisch gemahlen
¼ l Fleischbrühe (instant)
1 Teel. scharfer Senf
1 Teel. Sherryessig
2 Eßl. saure Sahne (10 % Fett)
Flüssigsüßstoff
Alufolie

Schnell

Zubereitungszeit: etwa 20 Min.

Pro Portion etwa:
879 kJ/211 kcal
6 g verwertbare KH
20 g EW · 10 g F
1 g Ballaststoffe

Variante für
751 kJ/186 kcal pro Portion:
2 Steaks von je 75 g nehmen.

Beilage: Kartoffelgratin (Seite 66)

1. Die Zwiebel schälen und ganz fein hacken. Die roten Beten und die Gewürzgurke in feine Streifen schneiden. Den Dill waschen, trockenschütteln und fein hacken.

2. Das Öl in einer Pfanne erhitzen. Die Steaks darin bei mittlerer Hitze etwa 3 Minuten auf jeder Seite braten. Herausnehmen, mit Salz und Pfeffer würzen und in Alufolie wickeln.

3. Die Zwiebeln im Bratfett glasig dünsten. Die Fleischbrühe angießen. Den Senf und den Essig einrühren und die Sauce einmal aufkochen lassen.

4. Die roten Beten und die Gurke hinzufügen, salzen und pfeffern. Die Steaks aus der Folie nehmen, auf das Gemüse legen und in der geschlossenen Pfanne bei schwacher Hitze etwa 5 Minuten mitschmoren lassen.

5. Die Sauce mit der Sahne binden, mit Flüssigsüßstoff abschmecken, mit dem Dill bestreuen und servieren.

Hähnchenschenkel aus dem Tontopf

Zutaten für 4 Personen:
8 Hähnchenunterschenkel (je 80 g)
½ junge Knoblauchknolle mit Grün
4 Eßl. Zitronensaft
2 Eßl. Olivenöl
1 Eßl. Tomatenmark
1 Teel. Thymian, getrocknet
1 Teel. Oregano, getrocknet
Salz
1 Teel. Paprikapulver, rosenscharf
500 g Paprikaschoten, rot und gelb gemischt
200 g Zucchini
250 g Tomaten
100 ml Hühnerbrühe (instant)
1 Teel. Paprikapaste (aus dem Reformhaus)
1 Zweig frischer Rosmarin (ersatzweise 2 Teel. gemahlener Rosmarin)

Rezept zum Titelbild

Zubereitungszeit: etwa 1 Std. 10 Min. (+ 1 Std. Marinierzeit)

Pro Portion etwa:
974 kJ/309 kcal
13 g verwertbare KH
27 g EW · 8 g F
4 g Ballaststoffe

Variante für
753 kJ/256 kcal pro Portion:
Das Öl zum Marinieren weglassen.

Beilage: Polenta (Seite 70)

1. Von den Hähnchenschenkeln die Haut abziehen.

2. Die Knoblauchknolle von den äußeren Schichten befreien. Dann mit dem Grün quer in Scheiben schneiden.

3. Den Zitronensaft mit dem Olivenöl, dem Tomatenmark, dem Thymian, dem Oregano, ½ Teelöffel Salz und dem Paprikapulver verrühren. Die Hähnchenschenkel mit dem Knoblauch darin wenden und zugedeckt etwa 1 Stunde marinieren.

4. Einen Tontopf mit dem Deckel mindestens 10 Minuten lang in kaltem Wasser wässern.

5. Inzwischen die geputzten Paprika und die Zucchini waschen und in etwa 1 cm große Würfel schneiden. Die Tomaten waschen und hacken, dabei die Stielansätze entfernen.

6. Den Tontopf aus dem Wasser nehmen. Das Gemüse in den Topf geben, die Hühnerbrühe und die Paprikapaste unterrühren. Vom Rosmarin die Nadeln abstreifen und dazufügen.

7. Die Hähnchenschenkel mit der Marinade auf dem Gemüse verteilen. Den Topf verschließen und in den kalten Backofen (unten) stellen.

8. Das Gericht bei 225° etwa 50 Minuten schmoren. Eventuell nochmals mit Salz und Paprikapulver würzen.

Hirtenspieße mit Frühlingszwiebelsauce

Zutaten für 4 Personen:
400 g mageres Lammfleisch (aus der Keule)
4 Eßl. Zitronensaft
2 Teel. abgeriebene Schale einer unbehandelten Zitrone
2 Eßl. Olivenöl, kaltgepreßt
je 2 Teel. Thymian und Rosmarin, frisch gehackt oder getrocknet
Salz
16 kleine Lorbeerblätter
200 g gelbe Paprikaschoten
200 g Zucchini
200 g Frühlingszwiebeln
2 Eßl. Margarine oder Öl
2–3 Knoblauchzehen
200 g Kefir (1,5 % Fett)
1 Bund Petersilie
Salz
schwarzer Pfeffer, frisch gemahlen
4 lange Schaschlikspieße aus Metall

Gelingt leicht

Zubereitungszeit:
etwa 1 1/2 Std.

Pro Portion etwa:
1434 kJ/343 kcal
21 g verwertbare KH
16 g EW · 24 g F
6 g Ballaststoffe

Variante für

1249 kJ/299 kcal pro Portion: Nur die Hälfte vom Olivenöl und dem Bratfett für das gesamte Rezept verwenden.

Beilage: Reis oder Hirse mit Tomaten (Seite 71)

1. Das Lammfleisch in etwa 2 cm große Würfel schneiden.

2. Aus 2 Eßlöffel Zitronensaft, der Zitronenschale, dem Olivenöl, dem Thymian, dem Rosmarin und etwas Salz eine Marinade rühren.

3. Die Fleischwürfel in eine Schüssel legen und mit der Marinade begießen.

4. Die Lorbeerblätter untermischen. Das Lammfleisch und die Lorbeerblätter etwa 1 Stunde in der Marinade durchziehen lassen.

5. In der Zwischenzeit die geputzten Paprika und die Zucchini waschen. Den Paprika in mundgerechte Stücke schneiden. Die Zucchini in Scheiben schneiden. Beiseite stellen.

6. Die geputzten Frühlingszwiebeln längs halbieren und unter kaltem Wasser waschen. Gut trockenschütteln und quer in feine Ringe schneiden.

7. Die Margarine oder das Öl in einer Pfanne erhitzen und die Frühlingszwiebeln darin bei mittlerer bis starker Hitze anbraten. Dann die Hitze reduzieren.

8. Den Knoblauch schälen und durch die Presse dazudrücken. 2–3 Eßlöffel Wasser angießen und das Zwiebelgemüse in der geschlossenen Pfanne bei schwacher Hitze etwa 8 Minuten dünsten.

9. Den Kefir in einer Schüssel glattrühren. Die Petersilie waschen, trockenschütteln und die Blättchen fein hacken. Mit den Frühlingszwiebeln unter den Kefir rühren. Die Sauce mit dem restlichen Zitronensaft, Salz und Pfeffer abschmecken.

10. Den Grill vorheizen. Die Lammfleischwürfel, die Paprikastücke, die Zucchinischeiben und die Lorbeerblätter abwechselnd auf die Spieße stecken. Dann die Spieße etwa 20 Minuten rundherum grillen. Dazu die Frühlingszwiebelsauce servieren.

Tip!

Wenn Sie Spieße aus Holz verwenden, weichen Sie diese vorher etwa 20 Minuten in warmem Wasser ein. Trockene Holzspieße können unter dem Grill leicht verbrennen.

Auch bei einer Gartenparty sind die Hirtenspieße mit würziger Frühlingszwiebelsauce bestimmt der Hit!

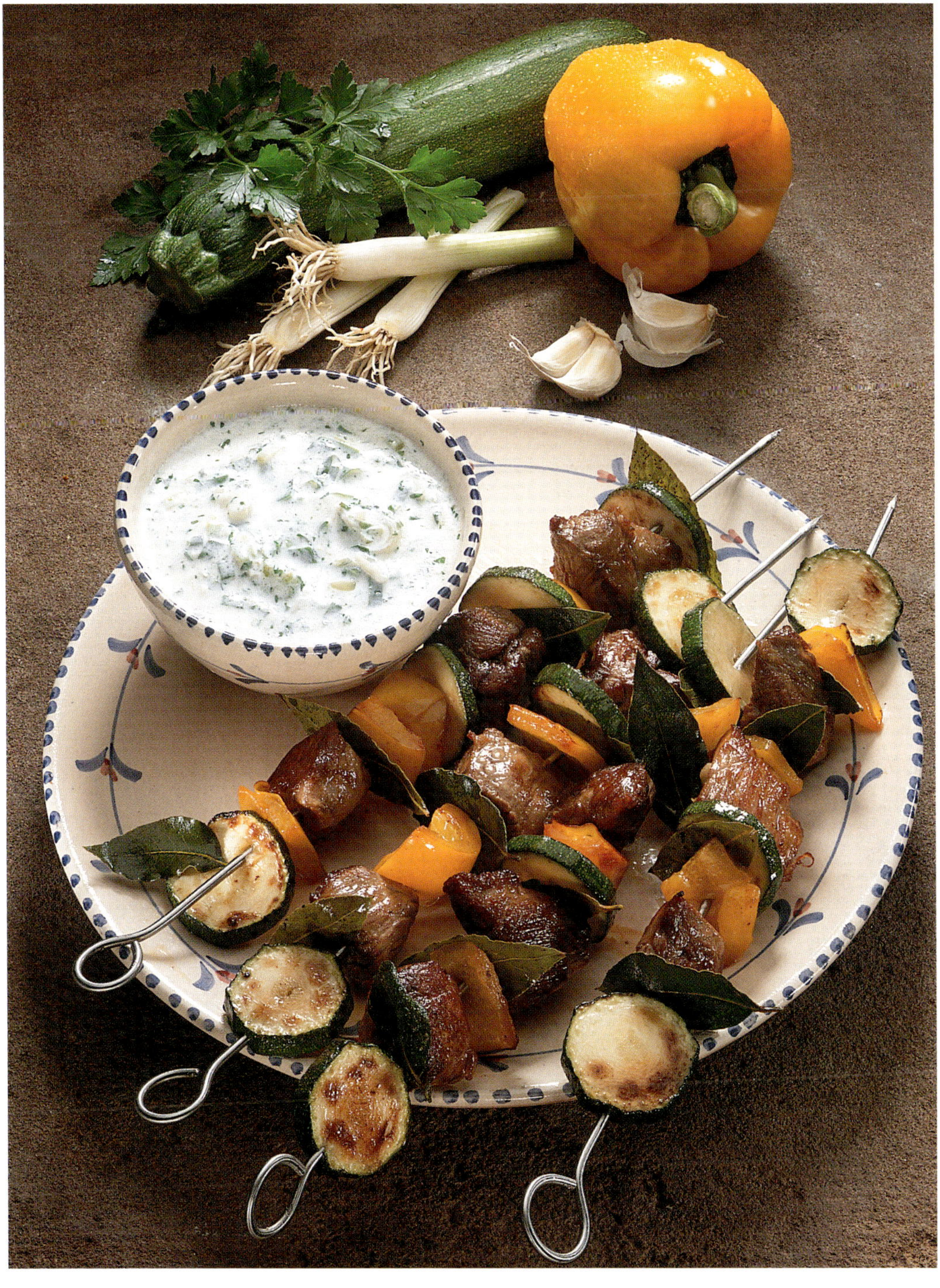

Kalbsgulasch mit Austernpilzen

Zutaten für 4 Personen:
600 g mageres Kalbsgulasch
300 g Lauch
300 g Austernpilze
2 Eßl. Öl
Salz
schwarzer Pfeffer, frisch gemahlen
4 Eßl. trockener Weißwein (ersatzweise Brühe)
300 ml Rinder- oder Kalbsfond (Fertigprodukt)
1 Teel. Steinpilzpulver (ersatzweise getrocknete Steinpilze)
30 g mehligkochende Kartoffel, geschält
1–2 Eßl. Zitronensaft

Läßt sich gut vorbereiten

Zubereitungszeit:
etwa 1 Std. 10 Min.

Pro Portion etwa:
1216 kJ/272 kcal
8 g verwertbare KH
34 g EW · 9 g F
3 g Ballaststoffe

Variante für

871 kJ/194 kcal pro Portion: Den Fleischanteil auf 400 g reduzieren und in nur 1 Eßlöffel Öl in einem versiegelten Topf anbraten.

Beilage: Kräuterklößchen (Seite 69) oder Salzkartoffeln

1. Vom Gulasch Fett und Sehnen entfernen. Den geputzten Lauch längs aufschlitzen, unter fließendem Wasser gründlich waschen und in Ringe schneiden. Die geputzten Austernpilze in Stücke schneiden.

2. 1 Eßlöffel Öl in einem Schmortopf erhitzen. Das Gulasch darin rundum kräftig anbraten. Mit Salz und Pfeffer würzen. Dann das Fleisch aus dem Topf nehmen.

3. Das restliche Öl in den Topf geben. Die Austernpilze darin bei mittlerer Hitze kurz anbraten und herausnehmen.

4. Das Gulasch wieder in den Topf geben. Den Weißwein und den Fond angießen. Das Pilzpulver hinzufügen. Das Fleisch im geschlossenen Topf etwa 25 Minuten bei schwacher bis mittlerer Hitze schmoren lassen.

5. Die Kartoffel zum Andicken in das Gulasch reiben. Die Austernpilze und den Lauch zum Gulasch geben und weitere 15–20 Minuten im geschlossenen Topf bei schwacher Hitze schmoren lassen.

6. Das Kalbsgulasch mit dem Zitronensaft, Salz und Pfeffer würzen und servieren.

Tip!

Wenn die Fleischstücke beim Anbraten am Topfboden festkleben: Topf vom Herd ziehen und einen Deckel auflegen. Nach 2 Minuten läßt sich das Fleisch ohne Probleme wenden.

Rindfleisch mit Kräutersauce

Zutaten für 4 Personen:
150 g Suppengrün
1 Zwiebel
1/4 l Rinderfond (Fertigprodukt)
Salz
5 weiße Pfefferkörner
1 Lorbeerblatt
75 g Brunnenkresse (etwa 30 g ohne Stiele)
1 Bund glatte Petersilie
200 g saure Sahne (10 % Fett)
2 Eßl. Zitronensaft
1 Teel. mittelscharfer Senf
1 Teel. Meerrettich, gerieben (aus dem Glas)
Flüssigsüßstoff
500 g Rinderlende
500 g Möhren
250 g weiße Rübchen
2 Eßl. Öl
2 Teel. Fruchtzucker
weißer Pfeffer, frisch gemahlen
Küchengarn

Braucht etwas Zeit

Zubereitungszeit:
etwa 1 3/4 Std.

Pro Portion etwa:
1574 kJ/373 kcal
20 g verwertbare KH
32 g EW · 17 g F
25 g Ballaststoffe

Variante für

1320 kJ/312 kcal pro Portion: Statt saurer Sahne Magermilchjoghurt (0,3 % Fett) verwenden. Den Fruchtzucker durch Flüssigsüßstoff ersetzen.

Beilage: Pellkartoffeln

1. Das Suppengrün waschen und in Würfel schneiden. Die Zwiebel ungeschält halbieren. Beides mit 1/2 l kaltem Wasser, dem Rinderfond, 1/2 Teelöffel Salz, den Pfefferkörnern und dem Lorbeerblatt einmal aufkochen lassen. Dann alles etwa 20 Minuten bei schwacher Hitze offen köcheln lassen.

2. Von der Brunnenkresse die dicken Stiele abknipsen. Die Kresseblätter waschen und gut trockenschütteln. Die Petersilie ebenfalls waschen und trockenschütteln. Dann die Kräuter grob hacken.

3. 2 Eßlöffel Sahne mit der Kresse und der Petersilie pürieren. Die übrige Sahne mit dem Zitronensaft, dem Senf und dem Meerrettich unter das Kräuterpüree rühren. Mit Salz und Flüssigsüßstoff abschmecken.

4. Die Rinderlende mit einem langen Stück Küchengarn zu einem Päckchen schnüren. Mit zwei kürzeren Garnstücken an dem oberen Längsfaden zwei Schlaufen binden und durch diese einen Kochlöffel stecken.

5. Die Gemüsebrühe durch ein feines Sieb in einen großen Topf abseihen. Das Fleisch in die Brühe hängen und in etwa 40 Minuten bei schwacher Hitze sanft garen.

6. Inzwischen die geputzten Möhren und die Rübchen waschen und würfeln. Das Öl in einer Pfanne erhitzen und das Gemüse darin bei mittlerer bis starker Hitze unter Rühren kurz anbraten. Mit dem Fruchtzucker bestreuen und leicht karamelisieren lassen. 1/8 l Wasser angießen, salzen und zugedeckt in etwa 15 Minuten bei schwacher Hitze bißfest garen.

7. Die Rinderlende aus der Brühe heben und das Küchengarn entfernen. Die Fettschicht vom Fleisch sorgfältig abschneiden. Dann das Fleisch in Scheiben schneiden und auf einer Platte anrichten. Mit etwas Brühe begießen.

8. Das Gemüse mit Pfeffer würzen. Mit der Kräutersauce zum Fleisch anrichten.

Tomatenfondue

Zutaten für 4 Personen:
800 g reife, aromatische Tomaten
2 Teel. Margarine
2–3 Knoblauchzehen
2 Teel. Speisestärke
2 Eßl. Sherryessig
1 Eßl. Tomatenmark
20 g Kräuter-Reibekäse (30 % Fett i. Tr.)
1 Bund Schnittlauch
Salz
schwarzer Pfeffer, frisch gemahlen
Flüssigsüßstoff
8 dicke Scheiben Kastenweißbrot

Cholesterinarm

Zubereitungszeit: etwa 30 Min.

Pro Portion etwa:
1357 kJ/321 kcal
58 g verwertbare KH
11 EW · 4 g F
4 g Ballaststoffe

Variante für
1283 kJ/303 kcal pro Portion: Die Margarine zum Anbraten weglassen. Den Knoblauch in die Tomatensauce pressen.

1. Die Tomaten waschen, grob zerkleinern und dabei die Stielansätze entfernen. In einer Küchenmaschine oder mit dem Pürierstab fein pürieren.

2. Auf dem Herd in einem Fonduetopf aus Keramik die Margarine erhitzen. Den Knoblauch schälen, durch die Presse dazudrücken und bei schwacher bis mittlerer Hitze glasig dünsten.

3. Das Tomatenpüree hinzufügen und vorsichtig erhitzen (Spritzgefahr!).

4. Die Speisestärke mit 2 Eßlöffel kaltem Wasser anrühren und das Fondue damit binden. Den Essig und das Tomatenmark hineinrühren. Etwa 10 Minuten bei schwacher Hitze köcheln lassen.

5. Den Käse fein reiben. Den Schnittlauch waschen, trockenschütteln und in Röllchen schneiden. Mit dem Käse unter das Fondue rühren. Das Fondue mit Salz, Pfeffer und etwas Flüssigsüßstoff abschmecken.

6. Den Fonduetopf bei schwacher Hitze auf einem Rechaud warm halten. Die Brotscheiben toasten und auf vier Teller verteilen. Das Brot in nicht zu kleine Würfel schneiden und mit langen Fonduegabeln in das Tomatenfondue tauchen.

Deftig und trotzdem auf die leichte Art essen – und alles ganz praktisch in einem Topf gegart, Beilagen inklusive. Zusätzlich finden Sie Varianten für Kalorien und Kohlenhydrate.

Toskanischer Bohnentopf

Zutaten für 2 Personen:
80 g weiße Bohnen, getrocknet
2–3 Teel. Thymian, frisch gehackt oder getrocknet
200 g Tomaten
100 g Möhren
100 g Zucchini
100 g Wirsing
1 Zwiebel
1 Knoblauchzehe
1 Eßl. Öl
½ l Gemüsebrühe (instant)
2 Eßl. Tomatenmark
Salz
schwarzer Pfeffer, frisch gemahlen
je 1 Eßl. Basilikum- und Petersilienblättchen
40 g Edamer-Käse (30 % Fett i. Tr.)
2 Scheiben Bauernbrot (je 30 g)

Läßt sich gut vorbereiten
Braucht etwas Zeit

Zubereitungszeit: etwa 45 Min. (+ 3 Std. Garzeit und 12 Std. Einweichzeit)

Pro Portion etwa:
1642 kJ/390 kcal
49 g verwertbare KH
21 g EW · 12 g F
24 g Ballaststoffe

Varianten für
1207 kJ/286 kcal pro Portion: Das Öl zum Andünsten weglassen, die Zwiebel und den Knoblauch direkt in die Brühe geben und auf den Käse verzichten.

38 g KH pro Portion:
Die Menge der Bohnen halbieren.

1. Am Vorabend die Bohnen mit Wasser bedecken und über Nacht einweichen lassen.

2. Am nächsten Tag die Bohnen in ein Sieb abgießen und abspülen. Dann mit 1 Teelöffel Thymian und ¾ l Wasser einmal aufkochen lassen. Die Bohnen bei schwacher Hitze etwa 3 Stunden gar kochen.

3. In der Zwischenzeit die Tomaten waschen und in Würfel schneiden. Dabei die Stielansätze entfernen.

4. Die geputzten Möhren und die Zucchini waschen und in mundgerechte Würfel schneiden. Den geputzten Wirsing waschen und in kurze Streifen schneiden. Die Zwiebel und den Knoblauch schälen und fein würfeln.

5. Das Öl in einem Topf erhitzen. Die Zwiebel und den Knoblauch darin andünsten, die Möhren, die Zucchini und den Wirsing dazugeben und kurz mitdünsten.

6. Die Brühe hinzufügen. Die Bohnen in ein Sieb abgießen und zum Gemüse in den Topf geben. Das Tomatenmark hinzufügen und alles noch etwa 30 Minuten sanft köcheln lassen.

7. Den Bohnentopf mit Salz, Pfeffer und dem restlichen Thymian kräftig würzen.

8. Das Basilikum und die Petersilie waschen, trockenschütteln und fein schneiden.

9. Den Käse fein reiben. Die Brotscheiben rösten und in zwei tiefe Teller legen.

10. Das Bohnengericht in die Teller füllen. Mit den Kräutern und dem Käse bestreuen.

Tip!

Den Bohnentopf können Sie gut auf Vorrat kochen und dann einfrieren. Sie sparen dabei Zeit, wenn Sie das fertiggekochte Gericht zum Abkühlen gleich portionsweise in Gefrierdosen füllen.
Wenn es schneller gehen soll, nehmen Sie statt getrockneter Bohnen dicke, weiße Bohnen aus der Dose: Dann entfällt das Einweichen und die Garzeit verkürzt sich auf 30–45 Minuten.

So ein deftiger Bohnentopf ist genau das Richtige für den großen Hunger.

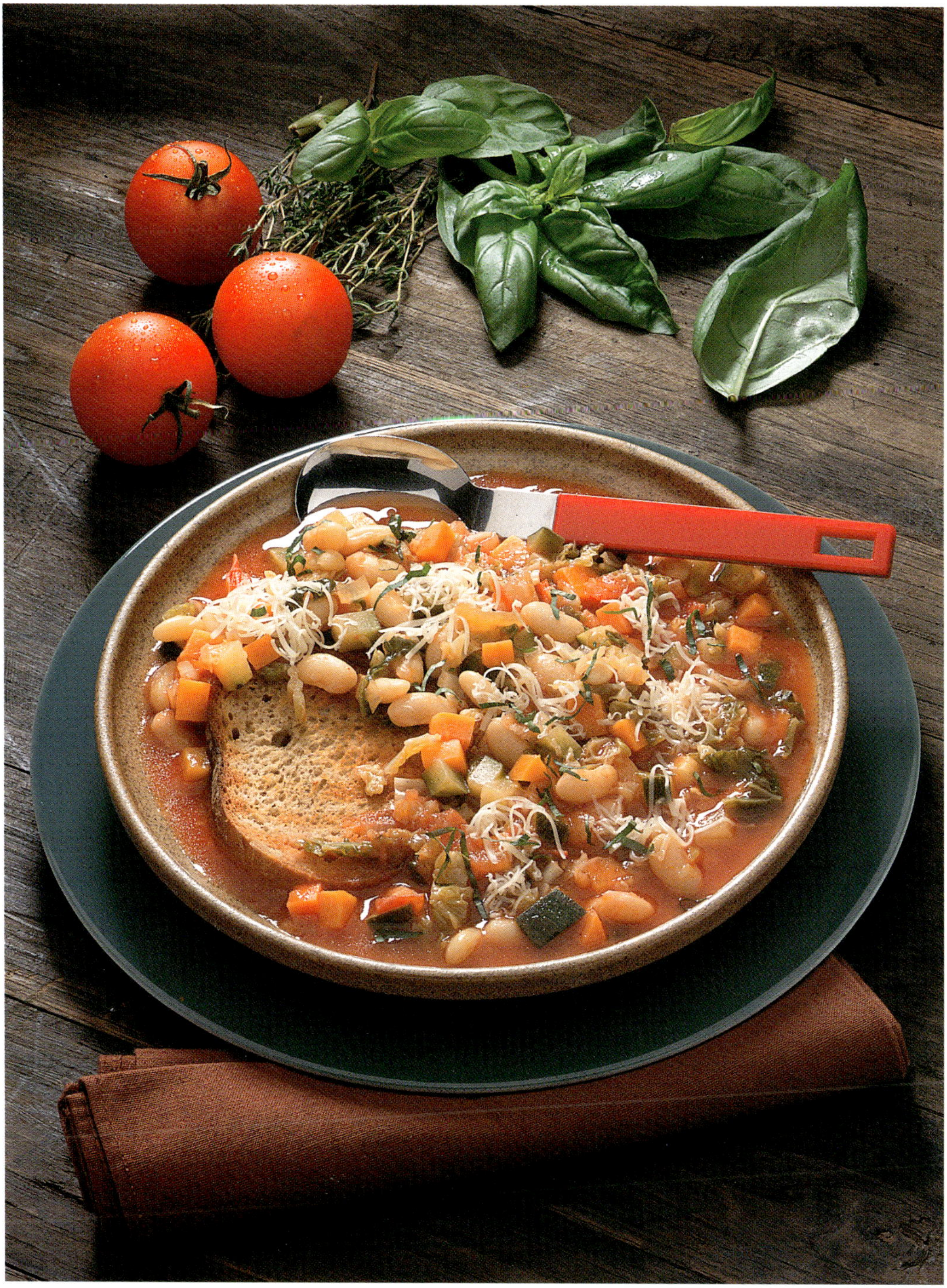

Paprikaschoten aus dem Tontopf

Zutaten für 4 Personen:
2 Teel. Öl
60 g Langkornreis (parboiled)
35 g Fadennudeln
Salz
4 mittelgroße, rote Paprikaschoten (geputzt je 150 g)
20 g Rucola (ersatzweise junge Spinatblätter)
100 g Tatar
1 Eßl. Tomatenmark
2 Teel. Kapern
1–2 Teel. Zitronensaft
¼ l Gemüsebrühe (instant)
250 g Tomatenfruchtfleisch (Fertigprodukt)
schwarzer Pfeffer, frisch gemahlen
Flüssigsüßstoff

Cholesterinarm

Zubereitungszeit:
etwa 1¾ Std.

Pro Portion etwa:
797 kJ/189 kcal
26 g verwertbare KH
10 g EW · 5 g F
4 g Ballaststoffe

Varianten für

686 kJ/163 kcal pro Portion: Den Reis und die Nudeln nicht in Öl andünsten, sondern nur im Wasser garen.

36 g KH pro Portion: Das Gericht mit 75 g Reis und 70 g Nudeln zubereiten.

1. 1 Teelöffel Öl in einem Topf erhitzen. Den Reis und die Nudeln darin glasig andünsten. ¼ l Wasser angießen, etwas Salz hinzufügen, den Reis und die Nudeln im geschlossenen Topf bei schwacher Hitze in etwa 20 Minuten garen.

2. Inzwischen einen Tontopf mit Deckel mindestens 10 Minuten in kaltem Wasser wässern. Die Paprikaschoten waschen. Von den Schoten einen Deckel mit dem Stiel abschneiden und die inneren Kerne entfernen.

3. Die Rucola verlesen, waschen und grob hacken.

4. Den Reis und die Nudeln in ein Sieb abgießen und in eine Schüssel geben. Die Rucola, das Tatar, das Tomatenmark und die Kapern untermischen. Mit Salz und dem Zitronensaft würzen.

5. Die Mischung in vier gleichgroße Portionen teilen und in die Paprikaschoten füllen.

6. Den Topf aus dem Wasser nehmen. Auf die Paprikaschoten die Deckel setzen und die Schoten nebeneinander in den Tontopf stellen.

7. Die Gemüsebrühe und das Tomatenfruchtfleisch in den Topf geben. Den Topf mit dem Deckel schließen und in den kalten Backofen (unten) stellen.

8. Die Schoten bei 230° etwa 1 Stunde garen, bis das Fruchtfleisch der Schoten weich ist. Etwa 15 Minuten vor Ende der Garzeit den Deckel vom Topf abnehmen, damit die Paprikaschoten etwas Farbe bekommen.

9. Die Paprikaschoten mit einem Schaumlöffel vorsichtig aus dem Tontopf heben. Die Tomatensauce mit Salz, Pfeffer und Flüssigsüßstoff abschmecken und zu den Paprikaschoten servieren.

Putenschenkel mit Sauerkraut

Zutaten für 3 Personen:
1 Teel. Öl
1 großer Putenunterschenkel (500 g)
Salz
Paprikapulver, rosenscharf
9 kleine, vorwiegend festkochende Kartoffeln (je 80 g), geschält
150 g Zwiebeln
100 g Apfel, entkernt
¼ l Hühnerbrühe (instant)
4 Wacholderbeeren
2 Lorbeerblätter
2 Eßl. Tomatenmark
1 Teel. Majoran, gerebelt
400 g Sauerkraut
1 Bund Petersilie
75 g saure Sahne (10% Fett)
schwarzer Pfeffer, frisch gemahlen

Läßt sich gut vorbereiten

Zubereitungszeit:
etwa 1 Std. 20 Min.

Pro Portion etwa:
1599 kJ/381 kcal
48 g verwertbare KH
27 g EW · 8 g Fett
10 g Ballaststoffe

Varianten für

1544 kJ/368 kcal pro Portion: Den Putenschenkel ohne Öl anbraten.

36 g KH pro Portion:
Nur 50 g Apfel und 500 g Kartoffeln nehmen.

1. Das Öl in einem Schmortopf erhitzen. Den Putenschenkel darin von beiden Seiten bei mittlerer Hitze anbraten, bis er etwas Farbe angenommen hat. Mit etwas Salz und ½ Teelöffel Paprikapulver würzen.

2. Die Kartoffeln waschen, trockentupfen, in den Topf geben und rundum kurz anbraten.

3. Die Zwiebeln schälen, grob würfeln und kurz mitbraten. Den Apfel waschen, in dünne Scheiben schneiden und auch daruntermischen.

4. Die Brühe angießen und die Wacholderbeeren, die Lorbeerblätter, das Tomatenmark und den Majoran hinzufügen. Das Sauerkraut zerpflücken und hinzufügen.

5. Den Topf mit einem Deckel verschließen. Alles bei schwacher Hitze etwa 1 Stunde schmoren lassen.

6. Die Petersilie waschen, gut trockenschütteln und die Blättchen fein hacken. Mit der Sahne verrühren.

7. Den Eintopf mit Pfeffer würzen. Den Knochen vom Putenschenkel lösen. Das Fleisch mit den Kartoffeln, dem Kraut und der Sauce in einer großen Schüssel servieren. Dazu den Petersiliensauerrahm reichen.

Spinatsuppe mit Lammfleisch

Zutaten für 4 Personen:
300 g mageres Lammfleisch (aus der Keule)
1 kleine Knoblauchzehe
30 g Schafskäse (40 % Fett i. Tr.)
1 Ei
abgeriebene Schale von ½ unbehandelten Zitrone
Salz
schwarzer Pfeffer, frisch gemahlen
500 g junger Blattspinat
1 Bund Dill
1 l Hühnerbrühe (instant)
8 Lasagneblätter (je 12 g)
2–3 Eßl. Zitronensaft
Muskatnuß, frisch gerieben

Raffiniert

Zubereitungszeit: etwa 40 Min.

Pro Portion etwa:
1583 kJ/378 kcal
33 g verwertbare KH
24 g EW · 15 g F
2 g Ballaststoffe

Varianten für

1510 kJ/361 kcal pro Portion:
Die Klößchen ohne den Schafskäse zubereiten.

24 g KH pro Portion:
Nur 1 Lasagneblatt pro Person nehmen.

1. Das Lammfleisch im Blitzhacker fein zerkleinern. (Oder den Metzger darum bitten.)

2. Den Knoblauch schälen. Den Schafskäse fein zerkleinern.

3. Das Lammhack, den Schafskäse und das Ei in eine Schüssel geben. Den Knoblauch durch die Presse dazudrücken. Die Zitronenschale, Salz und Pfeffer hinzufügen. Alles mit den Knethaken des Handrührgeräts verkneten. Aus dem Fleischteig 16 kleine Bällchen formen und beiseite stellen.

4. Den geputzten Spinat waschen und in reichlich Salzwasser etwa 2 Minuten blanchieren. In ein Sieb abgießen und mit kaltem Wasser abschrecken. Den Spinat ausdrücken und hacken.

5. Den Dill waschen, trockenschütteln und die Blättchen fein hacken.

6. Die Brühe erhitzen und zuerst die Lasagneblätter bei schwacher bis mittlerer Hitze etwa 10 Minuten darin ziehen lassen. Dann die Lammklößchen hinzufügen und etwa 5 Minuten mitgaren. Zuletzt den Spinat dazugeben, aber nicht mehr kochen lassen. Die Suppe mit dem Zitronensaft, Pfeffer und Muskatnuß würzen.

7. Jeweils 2 Nudelblätter und 4 Fleischklößchen in einen tiefen Teller geben und mit der Spinatsuppe auffüllen. Den Dill darüber streuen.

Gesunde Salate – frisch, knackig und vitaminreich. Bei diesen Rezepten sind jeweils Varianten für Kalorien und Kohlenhydrate angegeben.

Wintersalat

Zutaten für 2 Personen:
50 g rote Linsen, geschält
¼ l Gemüsebrühe (instant)
2–3 Eßl. Obstessig
½ Teel. scharfer Senf
Salz
schwarzer Pfeffer, frisch gemahlen
2 Eßl. Sonnenblumenöl, kaltgepreßt
50 g Feldsalat
50 g Knollensellerie
40 g Apfel, entkernt
1 Eßl. Kresse
5 g Kürbiskerne, geröstet

Cholesterinarm

Zubereitungszeit: etwa 25 Min.

Pro Portion etwa:
969 kJ/229 kcal
17 g verwertbare KH
8 g EW · 14 g F
4 g Ballaststoffe

Varianten für
683 kJ/161 kcal pro Portion:
1 Eßlöffel Öl durch Gemüsebrühe ersetzen.

24 g KH pro Portion:
Jeweils 1 Knäcke dazuessen.

1. Die Linsen in einem Sieb kalt abspülen und abtropfen lassen.

2. Die Gemüsebrühe aufkochen lassen. Die Linsen dazugeben und offen bei schwacher Hitze 10–15 Minuten knapp gar kochen. Dann in ein Sieb schütten, abtropfen und abkühlen lassen.

3. Den Essig, den Senf, wenig Salz, Pfeffer und das Öl zu einer Sauce verrühren.

4. Den Feldsalat verlesen, waschen und trockenschütteln. Auf einer Platte anrichten und mit 1 Eßlöffel der Salatsauce beträufeln.

5. Den geputzten Sellerie waschen und grob raspeln. Den Apfel waschen und würfeln. Beides sofort mit der übrigen Salatsauce verrühren.

6. Die Linsen untermischen. Auf dem Feldsalat anrichten und mit der Kresse und den Kürbiskernen bestreuen.

Gurken-Melonen-Salat

Zutaten für 2 Personen:
120 g Putenmedaillons
1 Teel. Sojasauce
5 g Sonnenblumenkerne
1 Teel. Öl
1 rosa Grapefruit
75 g Kefir (1,5 % Fett)
Salz
Flüssigsüßstoff
Cayennepfeffer
1 kleines Bund Petersilie
125 g Salatgurke
100 g Wassermelone, geschält und entkernt

Ideal zum Mitnehmen

Zubereitungszeit: etwa 20 Min.

Pro Portion etwa:
368 kJ/178 kcal
13 g verwertbare KH
17 g EW · 5 g F
1 g Ballaststoffe

Variante für
368 kJ/87 kcal pro Portion:
Die gebratenen Medaillons durch 60 g Putenbrust (Aufschnitt) ersetzen.

1. Die Putenmedaillons mit der Sojasauce bestreichen.

2. Die Sonnenblumenkerne in einer Pfanne bei mittlerer Hitze anrösten und herausnehmen. Das Öl in der Pfanne erhitzen. Die Medaillons bei mittlerer Hitze 2–3 Minuten von jeder Seite braten.

3. Die Grapefruit halbieren. Eine Hälfte auspressen. Die andere Hälfte schälen und in Scheiben schneiden.

4. Den Kefir mit dem Grapefruitsaft verrühren und mit Salz, Flüssigsüßstoff und Cayennepfeffer abschmecken.

5. Die Petersilie waschen, trockenschütteln und hacken. Die Gurke waschen und in dünne Scheiben schneiden. Die Putenmedaillons in Streifen schneiden. Die Melone würfeln.

6. Das Fleisch, die Gurke, die Melone und die Grapefruitscheiben mit der Kefirsauce, den Sonnenblumenkernen und der Petersilie anrichten.

Bild oben: Gurken-Melonen-Salat
Bild unten: Wintersalat

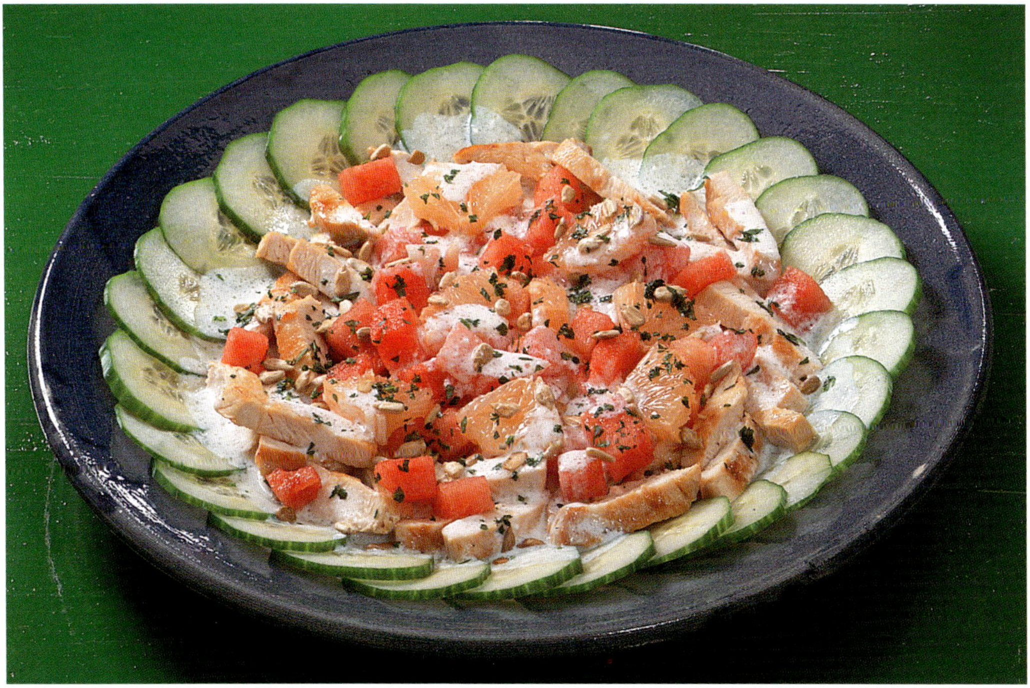

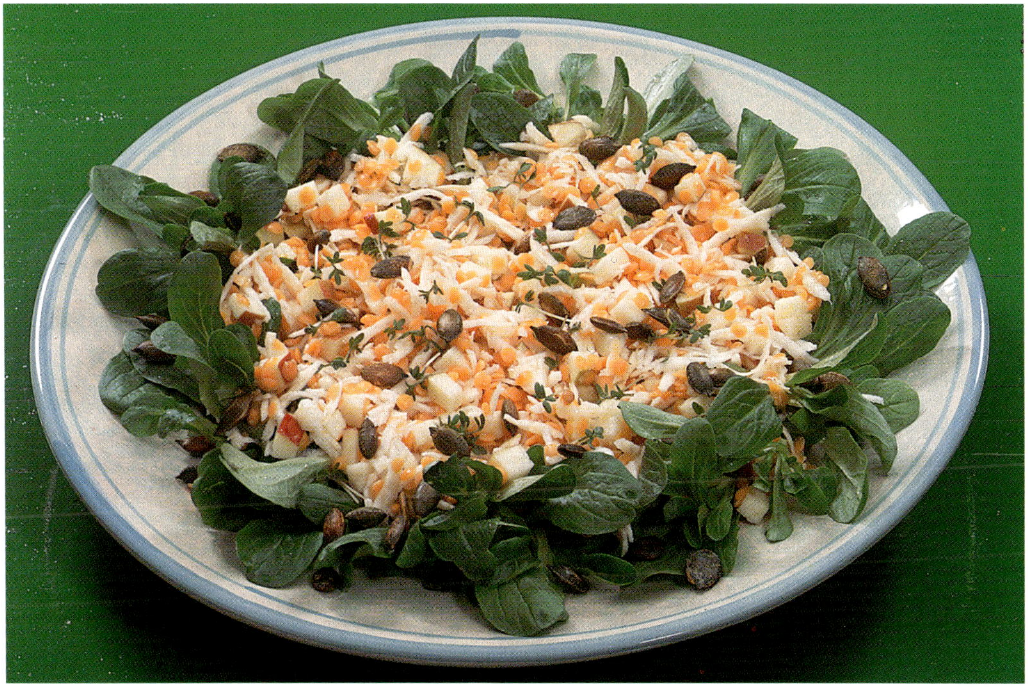

Roher Spargelsalat

Zutaten für 4 Personen:
1 Kopfsalat
100 g kleine Champignons
150 g Tomaten
200 g weißer Spargel
1 Bund Schnittlauch
125 g Dickmilch (3,5 % Fett)
10 g Apfel, geschält und entkernt
20 g Gewürzgurke
1 Teel. Kapern
1 Teel. scharfer Senf
1 Eßl. Obstessig
Estragon, getrocknet
Salz
Flüssigsüßstoff

Läßt sich gut vorbereiten

Zubereitungszeit: etwa 30 Min.

Pro Portion etwa:
199 kJ/48 kcal
5 g verwertbare KH
3 g EW · 1 g F
3 g Ballaststoffe

Varianten für
184 kJ/44 kcal pro Portion:
Dickmilch mit 1,5 % Fettgehalt verwenden.

12 g KH pro Portion:
Jeweils 1 Scheibe Knäcke dazuessen.

1. Den Salat putzen und waschen. Die Blätter mundgerecht zerpflücken und sehr gut trockenschütteln.

2. Die geputzten Champignons, falls nötig, kurz abbrausen und gut trockentupfen. Die Pilze in feine Scheiben schneiden.

3. Die Tomaten waschen und achteln. Die Stielansätze herausschneiden. Den geputzten Spargel in sehr dünne Scheiben schneiden. Den Schnittlauch waschen, trockenschütteln und in Röllchen schneiden.

4. Für die Sauce die Dickmilch in eine Schüssel geben. Den Apfel dazureiben.

5. Die Gewürzgurke und die Kapern fein hacken und hinzufügen. Den Senf und den Essig hinzufügen und alles verrühren. Mit Estragon, Salz und Flüssigsüßstoff abschmecken.

6. Den Salat, die Pilze, die Tomaten und den Spargel anrichten. Die Sauce und den Schnittlauch darüber verteilen.

Amerika-Salat

Zutaten für 2 Personen:
½ hartgekochtes Ei
200 g Eisbergsalat
60 g Radieschen
4 dünne Scheiben magere Rinderzunge (60 g)
60 g Gemüsemais (aus der Dose)
2 Eßl. Dickmilch (60 g; 3,5 % Fett)
1 Eßl. Tomatenketchup (aus dem Reformhaus)
1 Eßl. Sonnenblumenöl
1 Teel. Cognac oder Weinbrand nach Belieben
Zitronensaft
Salz
schwarzer Pfeffer, frisch gemahlen
Muskatblüte, gemahlen

Gelingt leicht

Zubereitungszeit: etwa 20 Min.

Pro Portion etwa:
1086 kJ/260 kcal
12 g verwertbare KH
14 g EW · 14 g F
3 g Ballaststoffe

Varianten für
864 kJ/206 kcal pro Portion:
Die Salatsauce ohne das Öl zubereiten.

23 g KH pro Portion:
Je ½ Roggenbrötchen (45 g), nach Belieben mit wenig Margarine bestrichen, dazuessen.

1. Das Ei in gleichmäßige Scheiben schneiden.

2. Den Salat waschen und gut abtropfen lassen. Die Salatblätter quer in Streifen schneiden und nochmals trockenschütteln.

3. Die geputzten Radieschen waschen und achteln oder vierteln.

4. Den Salat mit der Rinderzunge, dem Mais, den Eischeiben und den Radieschen auf einer Platte anrichten.

5. Die Dickmilch, den Ketchup, das Öl und nach Belieben den Cognac oder Weinbrand verrühren. Die Sauce mit etwas Zitronensaft, Salz, Pfeffer und Muskatblüte würzen. Über den Salat geben und servieren.

Kartoffelsalat mit Chicorée

Zutaten für 1 Person:
75 g festkochende Kartoffeln, geschält
Salz
5 g Kürbiskerne
30 g Radieschen oder Rettich
15 g säuerlicher Apfel, entkernt
15 g Gewürzgurke
30 g Chicorée
3 Eßl. Brühe (instant)
1 Eßl. Essig
1 Teel. scharfer Senf
1 Teel. Öl
schwarzer Pfeffer, frisch gemahlen
1 Teel. Kresse

Ideal zum Mitnehmen

Zubereitungszeit: etwa 35 Min.

Insgesamt etwa:
688 kJ/164 kcal
15 g verwertbare KH
4 g EW · 10 g F
3 g Ballaststoffe

Varianten für
573 kJ/136 kcal:
Den Salat ohne Kürbiskerne zubereiten.

21 g KH:
Die Kartoffelmenge auf 125 g erhöhen.

1. Die Kartoffeln waschen, je nach Größe halbieren oder vierteln und in etwa 20 Minuten in Salzwasser gar kochen. Abgießen und etwas abkühlen lassen.

2. Inzwischen die Kürbiskerne in einer Pfanne ohne Fett bei mittlerer Hitze etwa 3 Minuten anrösten. Aus der Pfanne nehmen und auf einem Teller abkühlen lassen.

3. Die geputzten Radieschen oder den Rettich in feine Stifte schneiden und in eine Schüssel geben. Den Apfel waschen, mit der Gewurzgurke in dünne Scheiben schneiden und dazugeben. Den Chicorée waschen, trockenschütteln, von den bitteren Mittelsstrünken befreien und dann quer in Streifen schneiden. Den Chicorée mit in die Schüssel geben und untermischen.

4. Aus der Brühe, dem Essig, dem Senf, dem Öl und Pfeffer eine Sauce rühren.

5. Die noch warmen Kartoffeln zum Gemüse in die Schüssel geben. Mit der Sauce begießen und alles gut durchmischen. Die Kresse und die Kürbiskerne über den Salat streuen und servieren.

Balkansalat

Zutaten für 4 Personen:
200 g junger Weißkohl
Salz
100 g rote Paprikaschote
100 g Salatgurke
1 Bund glatte Petersilie
75 g Vollmilchjoghurt (3,5 % Fett)
½ Teel. Paprikapaste (aus dem Reformhaus)
Kümmel, gemahlen
schwarzer Pfeffer, frisch gemahlen
1 Knoblauchzehe

Läßt sich gut vorbereiten

Zubereitungszeit: etwa 30 Min.

Pro Portion etwa:
146 kJ/34 kcal
4 g verwertbare KH
2 g EW · 1 g F
2 g Ballaststoffe

Varianten für
120 kJ/28 kcal pro Portion:
Den Vollmilchjoghurt durch Magermilchjoghurt (1,5 % Fett) ersetzen.

23 g KH pro Portion:
Jeweils 1 Scheibe Roggenvollkornbrot (45 g) dazuessen.

1. Den Weißkohl waschen, vierteln und den Strunk herausschneiden. Die Weißkohlviertel in etwa 1½ l leicht gesalzenem, kochendem Wasser etwa 2 Minuten garen. Dann in ein Sieb abschütten und kurz unter kaltem Wasser abschrecken. Die Kohlviertel quer in Scheiben schneiden und gut abtropfen lassen.

2. Die geputzte Paprika und die Gurke waschen, klein würfeln und mit dem Kohl mischen.

3. Die Petersilie waschen, gut trockenschütteln und die Blättchen grob hacken.

4. Aus dem Joghurt, der Paprikapaste, etwas Kümmel und Pfeffer eine Sauce rühren. Die Knoblauchzehe schälen, durch die Presse drücken oder fein hacken und dazugeben.

5. Den Salat mit der Sauce und der Petersilie mischen und servieren.

Möhrenrohkost mit Rhabarber

Zutaten für 2 Personen:
50 g Zuckerschoten (Zuckererbsen)
Salz
75 g Möhren
30 g Rhabarber
75 g Mozzarella
1 Eßl. Balsamessig (Aceto balsamico)
1 Teel. Öl
Zimtpulver
Flüssigsüßstoff

Schnell

Zubereitungszeit: etwa 20 Min.

Pro Portion etwa:
515 kJ/123 kcal
5 g verwertbare KH
7 g EW · 6 g F
2 g Ballaststoffe

Varianten für
396 kJ/95 kcal pro Portion:
Den Mozzarella durch die gleiche Menge Edamer-Käse (10 % Fett i. Tr.) ersetzen.

24 g KH pro Portion:
Jeweils 1 Scheibe Vollkornbrot (45 g) dazuessen.

1. Die Zuckerschoten waschen. Etwa 1 l leicht gesalzenes Wasser aufkochen lassen. Die Schoten darin etwa 2 Minuten garen. Dann in ein Sieb abschütten, kurz kalt abschrecken und gut abtropfen lassen.

2. Die geputzten Möhren waschen und grob raspeln. Den geputzten Rhabarber waschen und quer in dünne Scheiben schneiden. Den Mozzarella in Scheiben schneiden.

3. Den Balsamessig, wenig Salz und das Öl zu einer Sauce verrühren. Mit Zimtpulver und Flüssigsüßstoff würzen.

4. Die Zuckerschoten, den Mozzarella, die Möhren und den Rhabarber auf zwei Tellern anrichten. Die Sauce darüber verteilen.

Asiatischer Salat

Zutaten für 4 Personen:
25 g Reisnudeln
5 g chinesische Morcheln, getrocknet (Mu-err; aus dem Asienladen)
150 g Frühlingszwiebeln
1 Teel. Sonnenblumenöl
1 Teel. Sesamsaat, geschält
150 g Salatgurke
abgeriebene Schale von 1 Limette
3 Eßl. Limettensaft
1 Eßl. Sojasauce
Fünf-Gewürze-Pulver
Ingwer, gemahlen
1–2 Eßl. Sojaöl
50 g Shrimps, geschält und vorgegart
Flüssigsüßstoff
Salz
Cayennepfeffer

Raffiniert

Zubereitungszeit: etwa 30 Min.

Pro Portion etwa:
1084 kJ/257 kcal
18 g verwertbare KH
5 g EW · 17 g F
3 g Ballaststoffe

Varianten für
863 kJ/205 kcal pro Portion:
1 Eßlöffel Sojaöl durch Gemüsebrühe ersetzen.

24 g KH pro Portion:
Jeweils 1 Sesamknäcke (8 g) dazuessen.

1. Die Reisnudeln und die Morcheln mit kochendem Wasser übergießen und etwa 10 Minuten quellen lassen.

2. Die geputzten Frühlingszwiebeln längs halbieren, waschen und in kurze Stücke schneiden.

3. Das Sonnenblumenöl in einer Pfanne erhitzen. Die Frühlingszwiebeln darin bei mittlerer Hitze etwa 2 Minuten anbräunen und herausnehmen.

4. Den Sesam in der Pfanne unter Rühren kurz anrösten. Mit den Frühlingszwiebeln mischen.

5. Die Gurke waschen und in Stifte schneiden.

6. Die Limettenschale, den -saft, die Sojasauce, etwas Fünf-Gewürze-Pulver, Ingwer und das Sojaöl zu einer Sauce verrühren.

7. Die Morcheln und die Reisnudeln gut abtropfen lassen und kleinschneiden. Mit der Gurke und den Shrimps mit der Salatsauce mischen, mit Flüssigsüßstoff, Salz und wenig Cayennepfeffer würzen. Mit den Sesam-Frühlingszwiebeln anrichten.

Im Bild vorne: Möhrenrohkost mit Rhabarber
Im Bild hinten: Asiatischer Salat

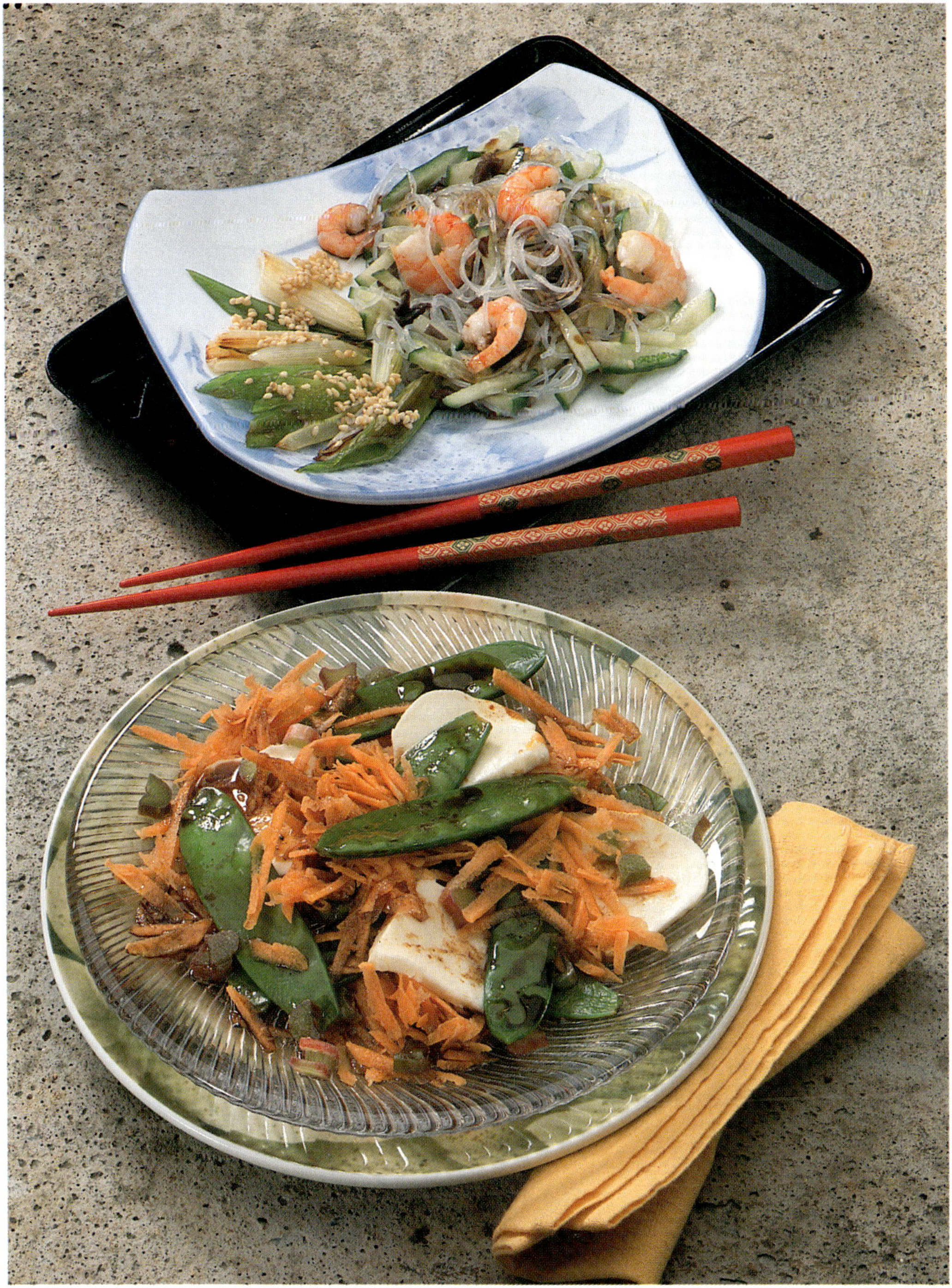

In diesem Kapitel können Sie kohlenhydrathaltige Beilagen für Hauptgerichte nach Ihrem Geschmack auswählen. Die Mengen lassen sich je nach Personenzahl beliebig verringern oder vervielfachen.

Röstkartoffeln mit Rosmarin

Zutaten für 2 Personen:
320 g vorwiegend festkochende Kartoffeln, geschält (möglichst gleich groß)
1 Teel. Öl
Salz
½ Teel. Paprikapulver, edelsüß
½ Teel. Rosmarin, gemahlen

Läßt sich gut vorbereiten
Für Gäste

Zubereitungszeit: etwa 15 Min. (+ 45 Min. Backzeit)

Pro Portion etwa:
548 kJ/131 kcal
23 g verwertbare KH
2 g EW · 2 g F
4 g Ballaststoffe

Varianten für
182 kJ/109 kcal pro Portion:
Das Öl weglassen. Statt dessen die Form mit angefeuchtetem Backpapier auslegen.

34 g KH pro Portion:
Die Kartoffelmenge auf 480 g erhöhen

1. Die Kartoffeln waschen und längs vierteln, in eine Schüssel geben. Den Backofen auf 220° vorheizen.

2. Das Öl, etwas Salz, das Paprikapulver und den Rosmarin hinzufügen und mit den Kartoffeln vermischen.

3. Die Kartoffeln in eine flache, ofenfeste Form legen.

4. Im Ofen (unten) etwa 45 Minuten backen. Die Röstkartoffeln in der Form servieren.

Würziger Grünkern

Zutaten für 2 Personen:
1 mittelgroße Zwiebel (75 g)
1 Teel. Margarine
Fruchtzucker
1 Teel. Obstessig
1 Lorbeerblatt
90 g Grünkern, ganze Körner
¼ l Gemüsebrühe (instant)

Gelingt leicht

Zubereitungszeit: etwa 35 Min.

Pro Portion etwa:
800 kJ/189 kcal
32 g verwertbare KH
6 g EW · 3 g F
5 g Ballaststoffe

Varianten für
662 kJ/156 kcal pro Portion:
Die Zwiebel und die Margarine zum Andünsten weglassen. Den Grünkern dafür in der Brühe garen. Mit gehackten Kräutern nach Wahl verfeinern.

25 g KH pro Portion:
Nur 70 g Grünkern nehmen.

1. Die Zwiebel schälen, quer halbieren und in Scheiben schneiden.

2. Die Margarine in einem Topf erhitzen. Die Zwiebel darin kurz andünsten. Mit 1 Prise Fruchtzucker bestreuen und mit dem Obstessig ablöschen. Das Lorbeerblatt hinzufügen.

3. Den Grünkern in einem Sieb waschen, abtropfen lassen und in den Topf geben. Mit den Zwiebeln vermischen.

4. Die Gemüsebrühe angießen und einmal aufkochen lassen. Den Grünkern und die Zwiebel bei schwacher Hitze im geschlossenen Topf in etwa 30 Minuten garen.

Kartoffelgratin

Zutaten für 2 Personen:
1 Teel. weiche Margarine
50 g Edamer-Käse (30 % Fett i. Tr.)
390 g vorwiegend festkochende Kartoffeln, geschält
Salz
schwarzer Pfeffer, frisch gemahlen
Muskatnuß, frisch gerieben
⅛ l Gemüsebrühe (instant)

Für Gäste

Zubereitungszeit: etwa 20 Min. (+ 45 Min. Backzeit)

Pro Portion etwa:
809 kJ/193 kcal
24 g verwertbare KH
8 g EW · 6 g F
4 g Ballaststoffe

Varianten für
1119 kJ/134 kcal pro Portion:
Das Gratin mit 50 g Tomate in Scheiben anstelle von Käse überbacken.

36 g KH pro Portion:
480 g Kartoffeln nehmen.

1. Den Backofen auf 200° vorheizen. Eine flache, ofenfeste Gratinform mit der Margarine ausstreichen.

2. Den Käse grob reiben.

3. Die Kartoffeln waschen und mit dem Gemüsehobel in dünne Scheiben schneiden. Die Kartoffelscheiben dachziegelartig in die Gratinform schichten. Die Lagen dabei mit Salz, Pfeffer und Muskatnuß würzen.

4. Die Gemüsebrühe angießen. Den Käse über die Kartoffeln streuen.

5. Die Form in den Backofen (Mitte) stellen und das Kartoffelgratin etwa 45 Minuten überbacken. In der Form servieren.

Rote-Bete-Nudeln

Zutaten für 2 Personen:
200 ml Rote-Bete-Most (aus dem Reformhaus)
½ Teel. Salz
100 g helle Nudeln (zum Beispiel Spaghetti oder Tagliatelle)
½ Handvoll Borretschblätter

Schnell

Zubereitungszeit: etwa 20 Min.

Pro Portion etwa:
772 kJ/182 kcal
35 g verwertbare KH
6 g EW · 1 g F
1 g Ballaststoffe

Variante für
1081 kJ/255 kcal · 49 g KH pro Portion:
Die Nudelmenge auf 140 g erhöhen.

1. Den Rote-Bete-Most mit ¾ l Wasser und dem Salz in einem Topf aufkochen lassen.

2. Die Nudeln hinzufügen und nach Packungsanweisung in 6–8 Minuten bißfest kochen.

3. Inzwischen die Borretschblätter, falls nötig, waschen, trockentupfen und in feine Streifen schneiden.

4. Die Nudeln in ein Sieb abgießen und kurz mit kaltem Wasser abschrecken.

5. Die Rote-Bete-Nudeln in einer Schüssel anrichten und mit dem Borretsch bestreuen.

Safrankartoffeln

Zutaten für 4 Personen:
600 g vorwiegend festkochende Kartoffeln, geschält
Salz
2 Prisen Safran, gemahlen

Gelingt leicht

Zubereitungszeit: etwa 25 Min.

Pro Portion etwa:
427 kJ/101 kcal
22 g verwertbare KH
2 g EW · 0 g F
4 g Ballaststoffe

Variante für
698 kJ/165 kcal · 36 g KH pro Portion:
Die Kartoffelmenge auf 980 g erhöhen.

1. Die Kartoffeln waschen und in knapp 2 cm große Würfel schneiden.

2. Die Kartoffelwürfel in einem Topf mit Salzwasser bedecken und zum Kochen bringen.

3. Den Safran hinzufügen und die Kartoffeln zugedeckt in etwa 20 Minuten garen.

4. Die Safrankartoffeln abgießen und kurz ausdämpfen lassen.

Kartoffel-Sellerie-Püree

Zutaten für 4 Personen:
500 g mehligkochende Kartoffeln, geschält
200 g Knollensellerie
Salz
1/8 l Vollmilch (3,5 % Fett)
1 Teel. Butter oder Margarine
Muskatnuß, frisch gerieben
1 kleines Bund Petersilie

Ballaststoffreich

Zubereitungszeit: etwa 30 Min.

Pro Portion etwa:
539 kJ/129 kcal
22 g verwertbare KH
3 g EW · 2 g F
5 g Ballaststoffe

Varianten für
479 kJ/114 kcal pro Portion:
Die Vollmilch durch fettarme Milch (1,5 % Fett) ersetzen und die Butter oder Margarine weglassen.

11 g KH pro Portion:
Die Mengen halbieren.

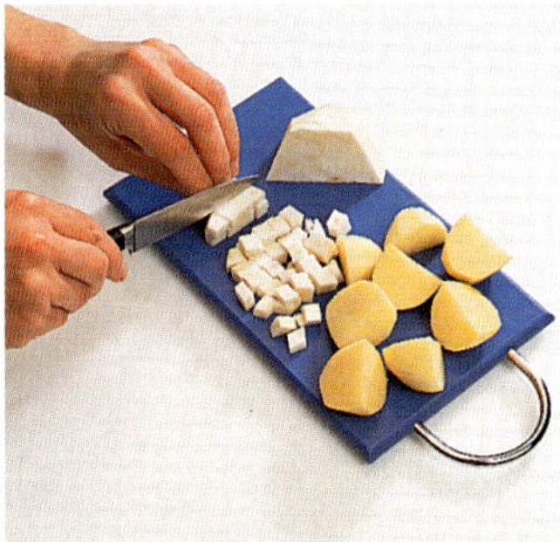

1. Die Kartoffeln waschen und je nach Größe halbieren oder vierteln. Den geputzten Sellerie in nicht zu kleine Würfel schneiden. Beides in einem Topf mit Salzwasser bedecken und einmal aufkochen lassen. Dann etwa 20 Minuten bei schwacher Hitze zugedeckt weich kochen lassen.

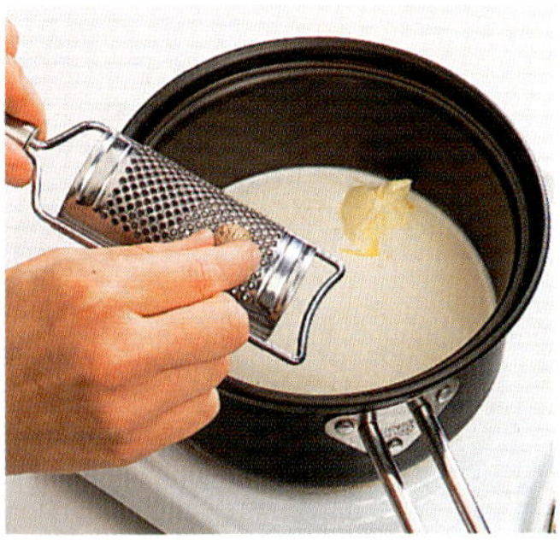

2. Die Milch mit der Butter oder der Margarine erhitzen. Je 1 Prise Salz und Muskatnuß hinzufügen. Die Petersilie waschen, trockenschütteln und die Blättchen fein hacken.

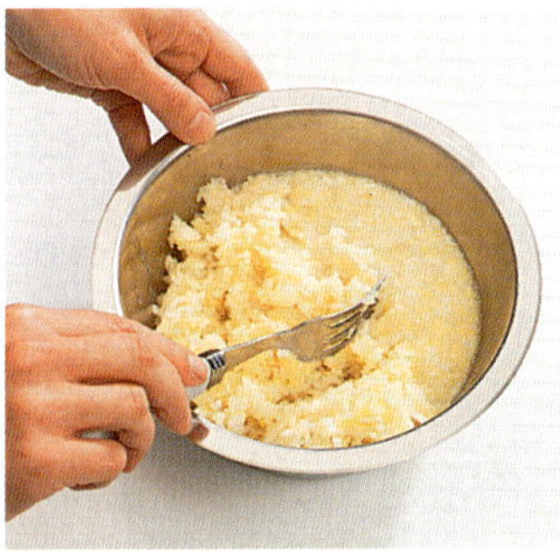

3. Die Kartoffeln und den Sellerie abgießen, kurz ausdämpfen lassen und durch die Kartoffelpresse drücken. Die heiße Milch mit einer Gabel oder einem Kochlöffel unterrühren.

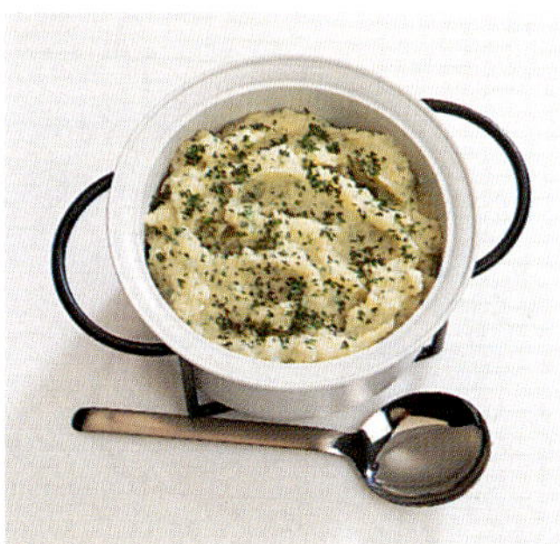

4. Das Püree eventuell noch mit Salz abschmecken und 1 Eßlöffel Petersilie untermischen. Mit der restlichen Petersilie bestreuen.

Kräuterklößchen

Zutaten für 20 Stück:
10 g Margarine
Salz
schwarzer Pfeffer, frisch gemahlen
Muskatnuß, frisch gerieben
100 g Vollweizengrieß
1 Handvoll Kerbel
1 Eigelb

Läßt sich gut vorbereiten

Zubereitungszeit: etwa 40 Min.

Pro Stück etwa:
96 kJ/23 kcal
3 g verwertbare KH
1 g EW · 1 g F
0 g Ballaststoffe

Varianten für
81 kJ/19 kcal pro Stück:
Den Grießteig ohne Fett zubereiten. Vor dem Abstechen der Klößchen 3 Eßlöffel kochendes Wasser unter den Teig rühren.

12 g KH:
4 Kräuterklößchen entsprechen dieser Menge.

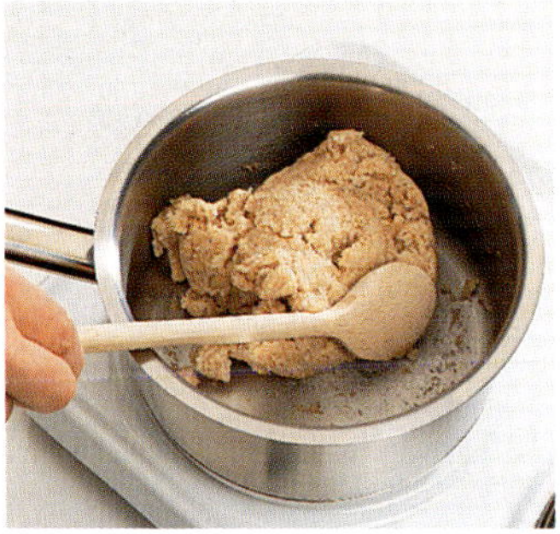

1. In einem Topf 200 ml Wasser mit der Margarine und je 3 Prisen Salz, Pfeffer und Muskatnuß aufkochen lassen. Die Hitze auf kleinste Stufe herunterschalten. Den Grieß in die kochende Flüssigkeit einrieseln lassen. Die Masse mit einem Kochlöffel rühren, bis sie sich als Kloß vom Topfboden löst.

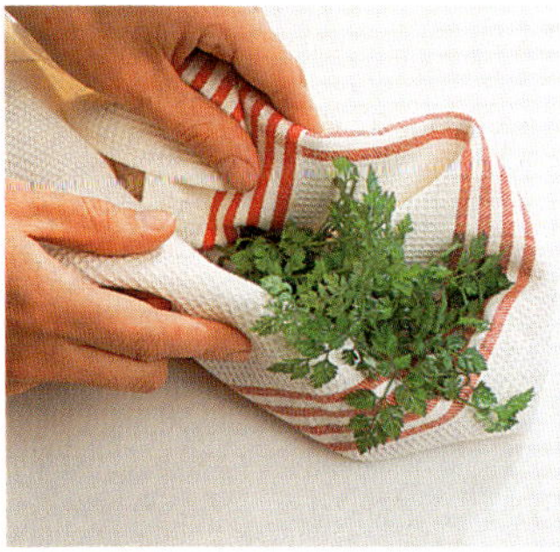

2. Den Grießkloß in eine Schüssel umfüllen und etwa 10 Minuten abkühlen lassen. Inzwischen den Kerbel waschen, trockentupfen und fein hacken.

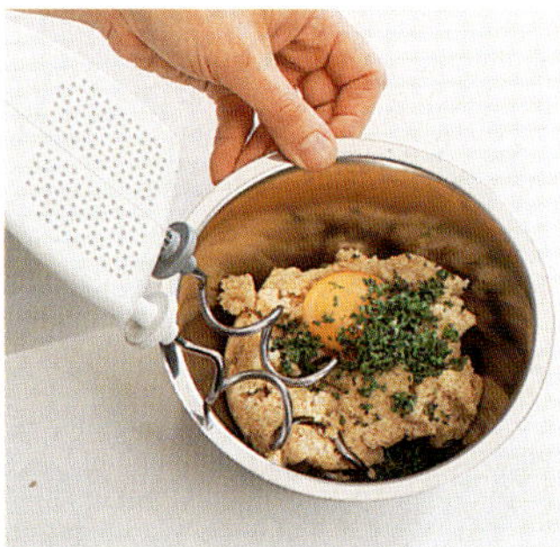

3. Das Eigelb und den Kerbel mit den Knethaken des Handrührgeräts unter den Grießkloß kneten. In einem großen Topf reichlich gut gesalzenes Wasser zum Kochen bringen.

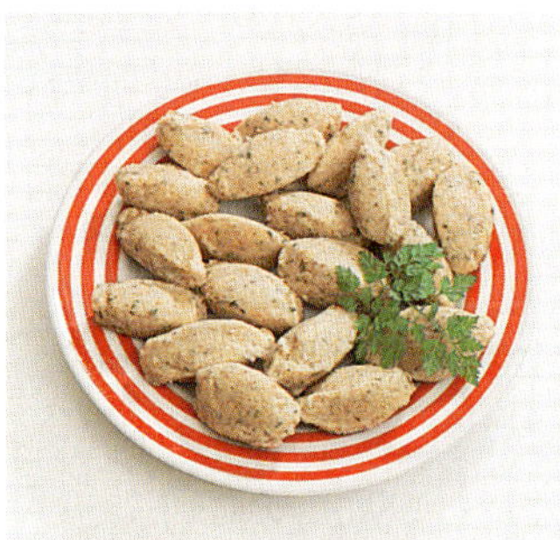

4. Mit zwei nassen Teelöffeln 20 ovale Klößchen vom Grießteig abstechen und direkt in das leicht kochende Wasser geben. Sobald die Klößchen oben schwimmen (nach etwa 3 Minuten), mit einem Schaumlöffel herausnehmen und zum Abtropfen auf einen Teller legen. Bis zum Servieren zugedeckt warm halten.

Exotischer Reis

Zutaten für 3 Personen:
100 g Langkornreis (parboiled)
1 Teel. Margarine oder Öl
½ Teel. Salz
je ½ Teel. abgeriebene Schale einer unbehandelten Orange und Zitrone

Gelingt leicht

Zubereitungszeit: etwa 25 Min.

Pro Portion etwa:
539 kJ/127 kcal
26 g verwertbare KH
2 g EW · 1 g F
0 g Ballaststoffe

Varianten für
490 kJ/115 kcal pro Portion:
Margarine oder Öl zum Andünsten weglassen. Den Reis in ¾ l kochendem Salzwasser garen. Vor dem Würzen in ein Sieb abschütten und abtropfen lassen.

35 g KH pro Portion:
Die Reismenge auf 135 g erhöhen.

1. Den Reis in ein Sieb geben und unter kaltem Wasser abspülen.

2. Margarine oder Öl erhitzen. Den Reis darin glasig andünsten. Die doppelte Menge Wasser (gut 200 ml) angießen.

3. Das Salz hinzufügen, den Topf mit einem Deckel zudecken und den Reis in etwa 20 Minuten bei schwacher Hitze ausquellen lassen.

4. Etwa 5 Minuten vor dem Ende der Garzeit die Orangen- und die Zitronenschale unter den Reis mischen.

Polenta

Zutaten für 4 Personen:
140 g Polenta (feiner Maisgrieß)
Salz
20 g Kräuter-Reibekäse (30 % Fett i. Tr.)
schwarzer Pfeffer, frisch gemahlen
Muskatnuß, frisch gerieben
1 Eßl. Olivenöl, kaltgepreßt

Braucht etwas Zeit

Zubereitungszeit: etwa 50 Min.

Pro Portion etwa:
665 kJ/162 kcal
26 g verwertbare KH
4 g EW · 4 g F
0 g Ballaststoffe

Varianten für
500 kJ/122 kcal pro Portion:
Den Kräuter-Reibekäse und das Olivenöl durch frischgehackte Kräuter oder ½ Teelöffel Steinpilzpulver ersetzen.

13 g KH pro Portion:
Die Mengen halbieren.

1. In einem Topf ½ l Wasser aufkochen lassen.

2. Den Maisgrieß mit ½ l kaltem Wasser verrühren, in das kochende Wasser geben und etwas Salz hinzufügen. Die Polenta bei schwacher Hitze im offenen Topf etwa 45 Minuten quellen lassen. Ab und zu mit einem Kochlöffel umrühren, damit am Topfboden nichts ansetzt.

3. Inzwischen den Kräuterkäse fein reiben.

4. Die Polenta mit reichlich Pfeffer und Muskatnuß würzen.

5. Den Käse und das Olivenöl unter die Polenta rühren und in einer vorgewärmten Schüssel servieren.

Tip!

Polenta läßt sich auch sehr gut im voraus zubereiten: Drücken Sie sie nach dem Kochen in eine flache Form und lassen sie darin abkühlen. Zum Servieren die Polenta im 200° heißen Backofen in etwa 20 Minuten aufbacken. Oder die abgekühlte Polenta in Würfel schneiden und in einer versiegelten Pfanne ohne Fett bei mittlerer Hitze etwa 10 Minuten braten.

Hirse mit Tomaten

Zutaten für 2 Personen:
1 kleine Zwiebel (50 g)
100 g Tomaten
1 Teel. Margarine oder Öl
90 g Speisehirse
1 Teel. Tomatenmark
200 ml Gemüsebrühe (instant)
Kräutersalz
schwarzer Pfeffer, frisch gemahlen

Gelingt leicht

Zubereitungszeit: etwa 40 Min.

Pro Portion etwa:
907 kJ/215 kcal
36 g verwertbare KH
6 g EW · 6 g F
3 g Ballaststoffe

Varianten für
753 kJ/178 kcal pro Portion:
Das Öl und die Zwiebeln weglassen. Die Hirse nicht andünsten, sondern gleich in der Tomatenbrühe garen.

24 g KH pro Portion:
Die Hirsemenge auf 60 g reduzieren.

1. Die Zwiebel schälen und fein würfeln.

2. Die Tomaten waschen und vierteln. Die Stielansätze entfernen. Die Tomatenviertel in kleine Würfel schneiden und beiseite stellen.

3. Die Margarine oder das Öl in einem Topf erhitzen. Die Zwiebelwürfel darin glasig dünsten.

4. Die Hirse in einem Sieb kalt abspülen, dann in den Topf geben und unter Rühren kurz mitdünsten.

5. Die Tomatenwürfel und das Tomatenmark unter die Hirse mischen.

6. Die Gemüsebrühe angießen und den Topf schließen. Die Hirse in etwa 30 Minuten bei schwacher Hitze garen.

7. Mit etwas Kräutersalz und Pfeffer würzen und servieren.

Majoranlinsen

Zutaten für 4 Personen:
150 g rote Linsen, geschält
1 Teel. Öl
1 Knoblauchzehe
1 Teel. Majoran, frisch gehackt oder getrocknet
1 Eßl. Weinessig
3/8 l Gemüsebrühe (instant)
Salz
schwarzer Pfeffer, frisch gemahlen

Schnell

Zubereitungszeit: etwa 30 Min.

Pro Portion etwa:
639 kJ/144 kcal
20 g verwertbare KH
9 g EW · 4 g F
4 g Ballaststoffe

Varianten für
529 kJ/124 kcal pro Portion:
Das Öl weglassen, den Knoblauch und die Linsen direkt in die kochende Brühe geben.

32 g KH pro Portion:
Die Linsenmenge auf 260 g erhöhen.

1. Die Linsen in einem Sieb unter kaltem Wasser abspülen.

2. Das Öl in einem Topf erhitzen. Den Knoblauch schälen, durch die Presse hineindrücken und bei schwacher Hitze kurz andünsten.

3. Die Linsen und den Majoran hinzufügen. Mit dem Essig ablöschen. Dann die Gemüsebrühe angießen und einmal aufkochen lassen.

4. Die Linsen in etwa 15 Minuten bei schwacher Hitze zugedeckt gar kochen lassen.

5. Die Majoranlinsen mit etwas Salz und Pfeffer würzen und servieren.

Tip!

Geschälte Linsen erhalten Sie in türkischen Lebensmittelgeschäften und in Naturkostläden. Im Gegensatz zu ungeschälten Linsen haben sie eine sehr kurze Garzeit.

Leichte Kleinigkeiten zu später Stunde – die sind ohne Kochen schnell zubereitet. Zu den Rezepten finden Sie jeweils eine Variante für Kohlenhydrate.

Pflaumen mit Ingwersauce

Zutaten für 2 Personen:
¼ Teel. Ingwer, frisch gerieben
1 Eßl. Orangensaft, frisch gepreßt
½ Teel. Sojasauce
Flüssigsüßstoff
2 Pflaumen (je 50 g)

Schnell

Zubereitungszeit: etwa 5 Min.

Pro Portion etwa:
152 kJ/36 kcal
8 g verwertbare KH
0 g EW · 0 g F
1 g Ballaststoffe

Variante für
13 g KH pro Portion:
Jeweils 1 Diät-Zwieback (8 g) dazuessen.

1. Den Ingwer mit dem Orangensaft und der Sojasauce verrühren. Die Sauce mit etwas Flüssigsüßstoff abschmecken.

2. Die Pflaumen waschen und halbieren. Die Steine entfernen.

3. Die Pflaumenhälften mit der Schnittfläche nach oben auf zwei kleine Teller legen und mit der Ingwersauce beträufeln.

Arabischer Fruchtsalat

Zutaten für 3 Personen:
180 g rosa Grapefruit, geschält
90 g Pfirsich oder Aprikosen
90 g Kaki- oder Sharonfrüchte
1 Kumquat (10 g)
4–6 Eßl. Grapefruitsaft
Rosenwasser (aus der Apotheke)
Zimtpulver
Kardamom, gemahlen
Flüssigsüßstoff

Gelingt leicht

Zubereitungszeit: etwa 15 Min.

Pro Portion etwa:
244 kJ/58 kcal
13 g verwertbare KH
1 g EW · 0 g F
1 g Ballaststoffe

Variante für
25 g KH pro Portion:
Jeweils 1 gerösteten Vollkorn-Toast dazuessen.

1. Die Grapefruit in dünne Scheiben schneiden. Den Pfirsich oder die Aprikosen waschen, entsteinen und in dünne Spalten schneiden. Die Kaki- oder Sharonfrüchte waschen, vierteln und quer in Scheiben schneiden.

2. Die Kumquat waschen und in kleine Würfel schneiden. Mit dem Grapefruitsaft in einer Schüssel verrühren. Die Sauce mit etwas Rosenwasser, Zimtpulver und Kardamom abschmecken.

3. Die Früchte mit der Sauce vermischen und den Fruchtsalat mit Flüssigsüßstoff süßen.

Pikanter Erdbeerquark

Zutaten für 2 Personen:
60 g Erdbeeren
120 g Quark (20 % Fett)
2 Teel. Mineralwasser
5 eingelegte, grüne Pfefferkörner
Salz
Obstessig
Flüssigsüßstoff

Raffiniert

Zubereitungszeit: etwa 10 Min.

Pro Portion etwa:
334 kJ/79 kcal
4 g verwertbare KH
7 g EW · 3 g F
0 g Ballaststoffe

Variante für
10 g KH pro Portion:
Den Erdbeerquark als Aufstrich mit jeweils 1 Knäcke essen.

1. Die Erdbeeren waschen, entstielen und in kleine Würfel schneiden.

2. Den Quark mit dem Mineralwasser verrühren. Die Erdbeeren untermischen.

3. Die Pfefferkörner mit einem großen Messer sehr fein hacken und unter den Quark rühren.

4. Den Erdbeerquark mit Salz, Obstessig und Flüssigsüßstoff abschmecken.

Im Bild von vorne nach hinten: Pflaumen mit Ingwersauce, Pikanter Erdbeerquark, Arabischer Fruchtsalat

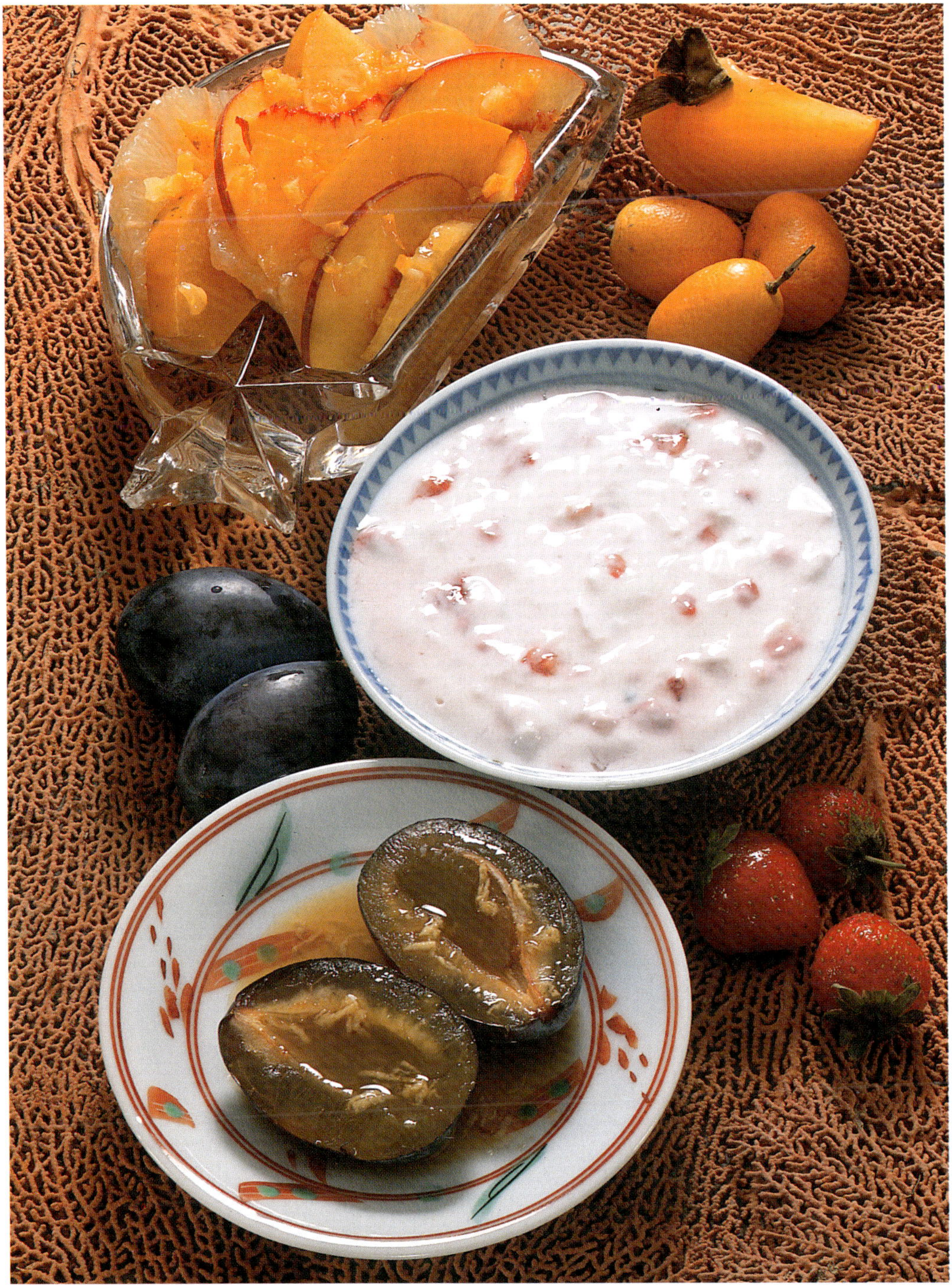

Gurkendickmilch

Zutaten für 2 kleine Gläser (je 150 ml):
100 g Salatgurke, geschält
½ Bund Dill
1 Teel. Honig
½ Teel. abgeriebene Schale einer unbehandelten Zitrone
1 Teel. Obstessig
150 g Dickmilch (3,5 % Fett)
1 Eßl. Weizenkleie (10 g)
¼ Teel. Kräutersalz
Flüssigsüßstoff

Ideal zum Mitnehmen

Zubereitungszeit: etwa 10 Min.

Pro Glas etwa:
353 kJ/85 kcal
10 g verwertbare KH
4 g EW · 3 g F
0 g Ballaststoffe

Variante für
22 g KH pro Glas:
Jeweils ½ Vollkornbrötchen dazuessen.

1. Die Salatgurke in Würfel schneiden.

2. Den Dill waschen, trockenschütteln und grob hacken.

3. Die Gurkenwürfel mit dem Dill, dem Honig, der Zitronenschale und dem Obstessig mit dem Pürierstab pürieren.

4. Die Dickmilch und die Weizenkleie mit dem Gurkenpüree gut verrühren. Mit dem Kräutersalz und Flüssigsüßstoff abschmecken.

Kefir-Tomaten-Drink

Zutaten für 2 kleine Gläser (je 150 ml):
180 g Tomaten
50 g Orange, geschält
150 g Kefir (1,5 % Fett)
2 Teel. Weizenkleie (8 g)
Tabasco
Salz
Flüssigsüßstoff

Für Gäste

Zubereitungszeit: etwa 10 Min.

Pro Glas etwa:
305 kJ/73 kcal
9 g verwertbare KH
4 g EW · 2 g F
4 g Ballaststoffe

Variante für
12 g KH pro Glas:
Dazu jeweils 3 kleine Salzbrezeln essen.

1. Die Tomaten waschen, vierteln und die Stielansätze herausschneiden.

2. Die Tomaten grob würfeln und die Orange in Stücke schneiden. Beides mit dem Kefir und der Weizenkleie in einem Mixer pürieren.

3. Den Drink mit 1 Spritzer Tabasco, etwas Salz und Flüssigsüßstoff abschmecken.

Möhrenrohkost mit Birne

Zutaten für 4 Personen:
80 g Möhren
60 g Birne, entkernt
1 Eßl. Orangensaft, frisch gepreßt
1 Teel. Walnußöl
Salz
schwarzer Pfeffer, frisch gemahlen
1 Teel. Kresse

Gelingt leicht

Zubereitungszeit: etwa 15 Min.

Pro Portion etwa:
127 kJ/30 kcal
3 g verwertbare KH
0 g EW · 1 g F
1 g Ballaststoffe

Variante für
10 g KH pro Portion:
Jeweils 1 Knusper-Knäcke dazuessen.

1. Die geputzten Möhren waschen und fein raspeln.

2. Die Birne waschen und in kleine Scheiben schneiden.

3. Die Birne und die Möhre in einer Schüssel mischen. Mit dem Orangensaft und dem Walnußöl beträufeln und mit Salz und Pfeffer würzen.

4. Zuletzt die Kresse darüber streuen.

Kräuter-Joghurt-Mix

Zutaten für 1 kleines Glas (125 ml):
1 Eßl. Zitronenmelisseblättchen
100 g Vollmilchjoghurt (3,5 % Fett)
1 Teel. Zitronensaft
etwas abgeriebene Schale einer unbehandelten Zitrone
1 Teel. Weizenkleie
Kräutersalz

Gelingt leicht

Zubereitungszeit: etwa 10 Min.

Insgesamt etwa:
353 kJ/82 kcal
6 g verwertbare KH
5 g EW · 4 g F
3 g Ballaststoffe

Variante für
12 g KH:
Zusätzlich 1 Knäcke dazuessen.

1. Die Zitronenmelisse waschen und trockentupfen. Dann die Blätter in Streifen schneiden.

2. Den Joghurt mit der Zitronenmelisse, dem Zitronensaft, der Zitronenschale und der Weizenkleie im Mixer pürieren.

3. Den Joghurt-Mix mit Kräutersalz würzen.

Pute mit Grapefruit und Paprikadip

Zutaten für 4 Personen:
100 g Grapefruit, geschält
50 g rote Paprikaschote
4 dünne Scheiben Putenbrustaufschnitt (je 16 g)
100 g Magermilchjoghurt (1,5 % Fett)
1 Teel. Paprikapaste (aus dem Reformhaus)
Fruchtzucker
Cayennepfeffer

Für Gäste

Zubereitungszeit: etwa 15 Min.

Pro Portion etwa:
286 kJ/67 kcal
6 g verwertbare KH
6 g EW · 2 g F
1 g Ballaststoffe

Variante für
12 g KH pro Portion:
Jeweils 1 Knäcke dazuessen.

1. Die Grapefruit in Scheiben schneiden und auf vier kleine Teller verteilen.

2. Den geputzten Paprika waschen und in kleine Würfel schneiden.

3. Die Putenbrust mit den Paprikawürfeln auf den Grapefruitscheiben anrichten.

4. Den Joghurt mit der Paprikapaste verrühren. Alles mit etwas Fruchtzucker und 1 Prise Cayennepfeffer abschmecken.

Roastbeef mit Fruchtragout

Zutaten für 2 Personen:
2 Eßl. Diät-Apfelsaftgetränk
1 Teel. Obstessig
½ Teel. mittelscharfer Senf
2 Backpflaumen, ohne Stein (je 10 g)
30 g Apfel, entkernt
Salz
schwarzer Pfeffer, frisch gemahlen
2 Scheiben Roastbeef (je 20 g)

Läßt sich gut vorbereiten

Zubereitungszeit: etwa 10 Min.

Pro Portion etwa:
274 kJ/65 kcal
6 g verwertbare KH
4 g EW · 2 g F
1 g Ballaststoffe

Variante für
12 g KH pro Portion:
Das Roastbeef mit dem Fruchtragout jeweils auf 1 Vollkornknäcke anrichten.

1. Den Apfelsaft mit dem Essig und dem Senf in einer Schüssel verrühren.

2. Die Backpflaumen in kleine Stückchen schneiden. Den Apfel waschen und klein würfeln.

3. Beides in die Apfel-Senf-Sauce geben und darin wenden. Das Fruchtragout mit Salz und Pfeffer abschmecken und mit dem Roastbeef anrichten.

Bei den folgenden Backrezepten gibt es keine Varianten für Kalorien und Kohlenhydrate. Denn die Kuchen gelingen nur dann, wenn die Angaben der Zutaten nicht verändert werden. Anhand der Nährwertangaben können Sie aber gut entscheiden, welches Gebäck in Ihren Kalorienfahrplan am besten paßt.

Lachsquiche

Zutaten für 1 Spring- oder Auflaufform (etwa 26 cm Ø):
90 g Quark (Magerstufe)
100 g Weizenmehl (Type 550)
50 g Margarine
Salz
350 g frischer, junger Blattspinat oder
300 g tiefgekühlter Spinat
1 große Zwiebel (150 g)
200 g Lachsfilet
1 Eßl. Öl
200 g Hüttenkäse (20 % Fett)
1 Eßl. Zitronensaft
1/4 Teel. Rosmarin, gemahlen
schwarzer Pfeffer, frisch gemahlen
1 Ei (Gewichtsklasse 3)

Raffiniert • Braucht etwas Zeit

Zubereitungszeit:
etwa 1 1/4 Std.
(+ 30 Min. Backzeit)

Bei 8 Stück pro Stück etwa:
902 kJ/215 kcal
13 g verwertbare KH
13 g EW · 12 g F
2 g Ballaststoffe

1. Den Quark gut abtropfen lassen. Vom Mehl 2 Eßlöffel abnehmen und beiseite stellen.

2. Das übrige Mehl, den Quark, die Margarine und etwas Salz in einer Schüssel schnell zu einem weichen Teig kneten. (Am besten geht das mit dem Teigmesser in der Küchenmaschine.) Den Teig zu einer Kugel formen und etwa 1 Stunde im Kühlschrank ruhen lassen.

3. Inzwischen den tiefgekühlten Spinat bei schwacher Hitze in wenig Wasser auftauen lassen. Oder den geputzten frischen Spinat waschen und abtropfen lassen. Reichlich Salzwasser aufkochen lassen. Den Spinat darin in etwa 2 Minuten zusammenfallen lassen. In ein großes Sieb abgießen und kurz kalt abschrecken. Dann den Spinat gut ausdrücken.

4. Die Zwiebel schälen und längs halbieren. Quer in dünne Scheiben schneiden.

5. Vom Lachsfilet mit einem langen, scharfen Messer die Haut abschneiden. Das Lachsfleisch einmal halbieren und dann quer zur Faser in Streifen schneiden. Zugedeckt kühl stellen.

6. Das Öl in einer versiegelten Pfanne erhitzen. Die Zwiebel darin glasig dünsten. Den Spinat hinzufügen und etwa 3 Minuten bei mittlerer Hitze unter Rühren andünsten.

7. Den Hüttenkäse in die Pfanne geben und untermischen.

8. Den Zitronensaft und den Rosmarin hinzufügen und die Mischung mit Salz und Pfeffer kräftig würzen. Alles 3–5 Minuten bei mittlerer bis starker Hitze offen kochen lassen, bis fast keine Flüssigkeit mehr in der Pfanne ist. Die Pfanne vom Herd nehmen. Den Backofen auf 225° vorheizen.

9. Den Teig mit dem beiseite gestellten Mehl etwas größer als die Springform ausrollen. Den Teig mehrmals zusammenlegen und wieder ausrollen. Den Teig in die Form legen und den hochstehenden Teig am Rand festdrücken.

10. Die Form in den Backofen (unten) stellen und den Quicheteig etwa 10 Minuten backen. Dabei geht er in der Mitte etwas hoch.

11. Inzwischen die Lachsscheiben mit der Spinatmasse mischen.

12. Die Form aus dem Backofen nehmen und die Spinat-Lachs-Mischung auf dem Teig verteilen.

13. Das Ei mit einer Gabel verquirlen und über der Quiche verteilen.

14. Die Quiche wieder in den Backofen (Mitte) schieben und in etwa 20 Minuten fertigbacken. Heiß servieren.

Die köstliche Mischung aus edlem Lachs und reichlich Spinat auf knusprigem Teig lohnt die etwas längere Zubereitungszeit garantiert!

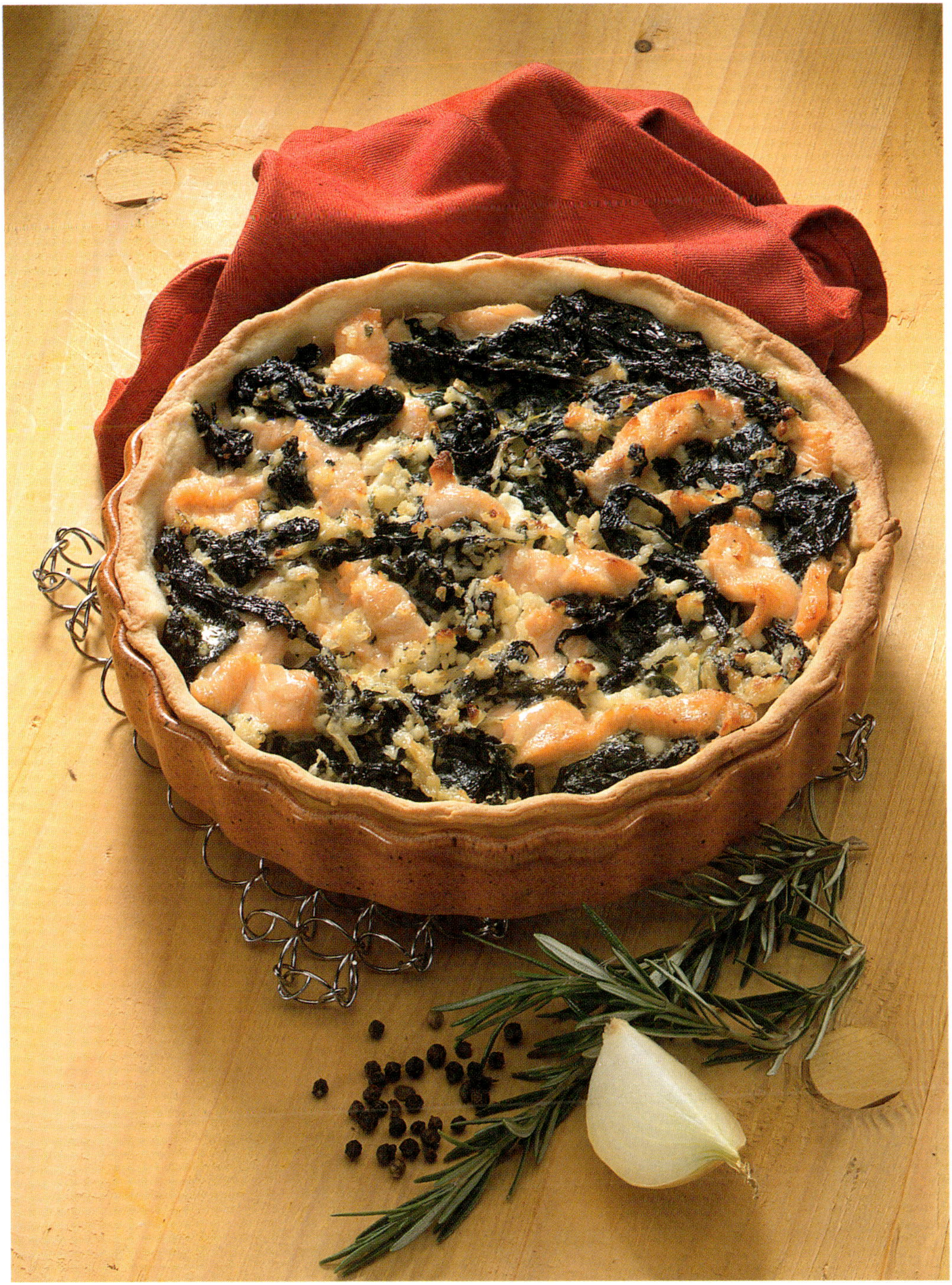

Teigtaschen mit Gemüse

Zutaten für 12 Stück:
50 g Weizen-Vollkornmehl
Salz
Muskatnuß, frisch gerieben
40 g gut gekühlte Margarine
50 g Quark (Magerstufe)
80 g Kohlrabi
50 g Möhre
1 kleine Zwiebel
1 Teel. Öl
1/8 l Gemüsebrühe (instant)
1 Teel. grobkörniger Senf
Kräutersalz
Für die Arbeitsfläche: Mehl
Frischhaltefolie · Backpapier

Cholesterinarm

Zubereitungszeit:
etwa 1 1/4 Std.
(+ 10 Min. Backzeit)

Pro Stück etwa:
208 kJ/50 kcal
3 g verwertbare KH
1 g EW · 3 g F
1 g Ballaststoffe

1. Das Mehl mit je 1 Prise Salz und Muskatnuß in eine Schüssel geben. Die Margarine in Stückchen schneiden und mit dem Quark dazugeben.

2. Alle Zutaten zu einem Teig verkneten. Den Teig zu einer Kugel formen und in Frischhaltefolie wickeln. Etwa 1 Stunde kühl stellen.

3. Inzwischen den geputzten Kohlrabi und die Möhre grob raspeln. Die Zwiebel schälen und fein hacken.

4. Das Öl erhitzen, die Zwiebel, den Kohlrabi und die Möhre darin bei mittlerer Hitze etwa 3 Minuten andünsten.

5. Die Brühe und den Senf hinzufügen. Das Gemüse unter Rühren etwa 5 Minuten dünsten, bis fast alle Flüssigkeit verdampft ist. Mit etwas Kräutersalz würzen und abkühlen lassen.

6. Den Teig auf einer leicht bemehlten Arbeitsfläche zu einem Rechteck dünn ausrollen. 12 Quadrate von etwa 7 × 7 cm ausschneiden.

7. Den Backofen auf 200° vorheizen. Ein Backblech mit Backpapier auslegen.

8. Die Gemüsefüllung auf den Teigstücken verteilen. Die Stücke zu Dreiecken zusammenklappen und die Ränder fest andrücken. Auf das Blech legen und im Backofen (Mitte) in etwa 10 Minuten goldbraun backen.

Kapern-Knusperfladen

Zutaten für 1 Fladen:
125 g Weizen-Vollkornmehl
125 g Weizenmehl (Type 405)
1/2 Würfel Hefe (20 g)
Salz
Flüssigsüßstoff
2 Eßl. Olivenöl, kaltgepreßt
50 g Kapern
1 Teel. Oregano, getrocknet
30 g Parmesan, frisch gerieben
Backpapier

Gelingt leicht

Zubereitungszeit: etwa 15 Min.
(+ 40 Min. Ruhezeit und 11 Min. Backzeit)

Bei 10 Stück pro Stück etwa:
473 kJ/113 kcal
16 g verwertbare KH
4 g EW · 4 g F
2 g Ballaststoffe

1. Beide Mehlsorten in eine Schüssel sieben. In die Mitte eine Mulde drücken und die Hefe hineinbröckeln. 150 ml lauwarmes Wasser darüber gießen.

2. 1/2 Teelöffel Salz, 1 Spritzer Flüssigsüßstoff und das Öl auf den Mehlrand geben. Von der Mitte aus die Zutaten zu einem elastischen Teig verkneten. Zugedeckt an einem warmen Ort etwa 20 Minuten ruhen lassen.

3. Den Teig zu einer Kugel formen und etwa weitere 20 Minuten gehen lassen.

4. Den Backofen auf 250° vorheizen. Ein Backblech mit Backpapier auslegen. Den Teig darauf mit den Händen von der Mitte aus zu einem Rechteck flachdrücken. Dabei mit den Fingern Vertiefungen in den Teig drücken. Die Kapern und den Oregano auf dem Teig verteilen.

5. Das Blech in den Backofen (unten) schieben und den Teigfladen zunächst etwa 8 Minuten backen. Dann in die Mitte des Backofens schieben und etwa weitere 3 Minuten backen.

6. Den Knusperfladen mit dem Parmesan bestreuen. Noch warm essen.

Heiße Kartoffelkuchen

Zutaten für 12 Stück:
500 g mehligkochende Kartoffeln, geschält
Salz
Muskatnuß, frisch gerieben
30 g Margarine
3 Eßl. fettarme Milch (1,5 % Fett)
100 g Weizenmehl (Type 405)
Kümmelkörner
Majoran, gerebelt oder
Thymian, getrocknet
Zum Formen: Mehl
Backpapier

Cholesterinarm

Zubereitungszeit: etwa 1 Std. (+ 40 Min. Backzeit)

Pro Stück etwa:
314 kJ/75 kcal
12 g verwertbare KH
1 g EW · 2 g F
1 g Ballaststoffe

1. Die Kartoffeln waschen, vierteln, knapp mit Salzwasser bedecken und in etwa 20 Minuten gar kochen. Die Kartoffeln abgießen, kurz ausdämpfen lassen und durch die Kartoffelpresse drücken. Den Kartoffelschnee mit ½ Teelöffel Salz und Muskatnuß würzen. Etwa 15 Minuten abkühlen lassen.

2. Die Margarine in Flöckchen teilen und mit der Milch hinzufügen. Das Mehl dazusieben und alles zu einem Teig verkneten.

3. Den Backofen auf 200° vorheizen. Aus dem Teig eine etwa 30 cm lange und 3 cm dicke Rolle formen und in 12 Scheiben schneiden. Mit leicht bemehlten Händen daraus Kugeln formen.

4. Ein Backblech mit Backpapier auslegen. Die Kugeln mit reichlich Abstand darauf setzen und mit der Hand flachdrücken. Mit etwas Kümmel, Majoran oder Thymian bestreuen.

5. Das Blech in den Backofen (Mitte) schieben und die Kartoffelkuchen etwa 40 Minuten backen. Heiß servieren. Die Kartoffelkuchen schmecken besonders gut mit einem Klacks saurer Sahne!

Dinkeldukaten

Zutaten für 16 Stück:
175 g Dinkelmehl
¼ Würfel Hefe (10 g)
1 Prise Fruchtzucker
1 Ei (Gewichtsklasse 3)
Salz
50 g Zwiebel
1 Eßl. Öl
Für die Arbeitsfläche: Mehl
Backpapier

Für Gäste

Zubereitungszeit: etwa 15 Min. (+ 1 ¼ Std. Ruhezeit und 25 Min. Backzeit)

Pro Stück etwa:
159 kJ/47 kcal
7 g verwertbare KH
2 g EW · 1 g F
1 g Ballaststoffe

1. Das Mehl in eine Schüssel geben, in die Mitte eine Mulde drücken und die Hefe hineinbröckeln. Den Fruchtzucker, knapp 100 ml lauwarmes Wasser, das Ei und etwas Salz hinzufügen. Alle Zutaten zu einem weichen Teig verkneten. Zugedeckt an einem warmen Ort etwa 45 Minuten ruhen lassen.

2. Inzwischen die Zwiebel schälen und sehr fein hacken. Das Öl erhitzen und die Zwiebel darin braun anbraten, etwas abkühlen lassen.

3. Die Zwiebel unter den Teig kneten. Den Teig zu einer Rolle formen und in 16 gleich große Scheiben schneiden. Daraus kleine Bällchen formen und auf der leicht bemehlten Arbeitsfläche zugedeckt etwa 30 Minuten ruhen lassen.

4. Eine flache Auflaufform mit Backpapier auslegen. Die Teigstücke nebeneinander in die Form legen. Die Form in den kalten Backofen (Mitte) schieben und die Dukaten bei 200° etwa 25 Minuten backen. In der Form servieren.

Hackfleisch-Teigschiffchen

Zutaten für 16 Stück:
Für den Teig:
250 g Weizenmehl (Type 550)
½ Würfel Hefe (20 g)
½ Teel. Salz
1 Eßl. Olivenöl
1 großes Bund glatte Petersilie
200 g Tomaten
100 g Zwiebeln
350 g Tatar
20 g Dickmilch (3,5 % Fett)
1 Eßl. Zitronensaft
Salz
schwarzer Pfeffer, frisch gemahlen
Für die Minzesauce:
100 g Salatgurke, geschält
250 g Dickmilch (3,5 % Fett)
1 Knoblauchzehe
1 Teel. Minze, getrocknet
Salz
schwarzer Pfeffer, frisch gemahlen
Zum Garnieren:
1 unbehandelte Zitrone
1 Tomate
1–2 Eßl. Granatapfelkerne
Für die Arbeitsfläche: 30 g Mehl
Backpapier

Für Gäste

Zubereitungszeit: etwa 1 ¼ Std.
(+ 1 Std. Backzeit)

Pro Stück etwa:
447 kJ/107 kcal
14 g verwertbare KH
7 g EW · 2 g F
1 g Ballaststoffe

1. Für den Teig das Mehl in eine Schüssel sieben. In die Mitte eine Mulde drücken und die Hefe hineinbröckeln.

2. Das Salz und das Öl auf dem Mehlrand verteilen. 50 ml lauwarmes Wasser über die Hefe gießen und mit einer Gabel zu einem dicken Brei verrühren. Dann noch 100 ml lauwarmes Wasser hinzufügen und mit den Knethaken des Handrührgeräts einen elastischen Teig kneten. Den Teig zugedeckt an einem warmen Ort etwa 30 Minuten gehen lassen.

3. Inzwischen die Petersilie waschen, trockenschütteln und die Blättchen abzupfen.

4. Die Tomaten ebenfalls waschen und die Stielansätze entfernen. Die Zwiebeln schälen.

5. Die Petersilie, die Tomaten, die Zwiebeln und das Tatar in der Küchenmaschine zu einem Teig verarbeiten. Oder die Kräuter und das Gemüse mit einem großen Küchenmesser sehr fein hacken und mit dem Tatar verkneten.

6. Die Dickmilch und den Zitronensaft untermischen und den Fleischteig mit Salz und Pfeffer würzen. Die Masse zugedeckt kühl stellen.

7. Den Hefeteig aus der Schüssel nehmen und zu 16 etwa gleich schweren Teigkugeln von knapp 30 g formen (abwiegen). Die Teigkugeln nebeneinander auf eine leicht bemehlte Arbeitsfläche legen und etwa weitere 20 Minuten gehen lassen.

8. Inzwischen für die Sauce die Gurke fein raspeln. Die Dickmilch hinzufügen. Den Knoblauch schälen und dazupressen. Die Minze durch ein Teesieb in die Sauce reiben. Alles gut verrühren und mit etwas Salz und Pfeffer würzen.

9. Den Backofen auf 200° vorheizen. Die Teigbällchen auf der bemehlten Arbeitsfläche zu etwa 20 cm langen, leicht ovalen Fladen ausrollen. Die Fladen jeweils mit 1 Eßlöffel (etwa 40 g) Hackfleischmasse bestreichen, dabei den Rand freilassen. Die Längsseiten der Fladen hochklappen und die Teigenden zusammendrücken.

10. Ein Backblech mit Backpapier auslegen. 8 gefüllte Teigschiffchen darauf legen und in den Backofen (Mitte) schieben. Die Teigschiffchen 30–40 Minuten backen, bis der Teig gerade hellbraun ist. Das zweite Blech mit den restlichen Teigschiffchen nur noch 20–30 Minuten backen.

11. Für die Garnierung die Zitrone in Viertel und die Tomate in Scheiben schneiden.

12. Die Teigschiffchen auf einer Platte anrichten. Mit den Zitronenvierteln und den Tomatenscheiben dekorieren. Die Granatapfelkerne über die Fladen verteilen. Dazu die Minzesauce reichen.

Von diesen Teigschiffchen können Ihre Gäste sicher nicht genug bekommen. Und während Sie die erste Portion essen, backt die zweite im heißen Ofen.

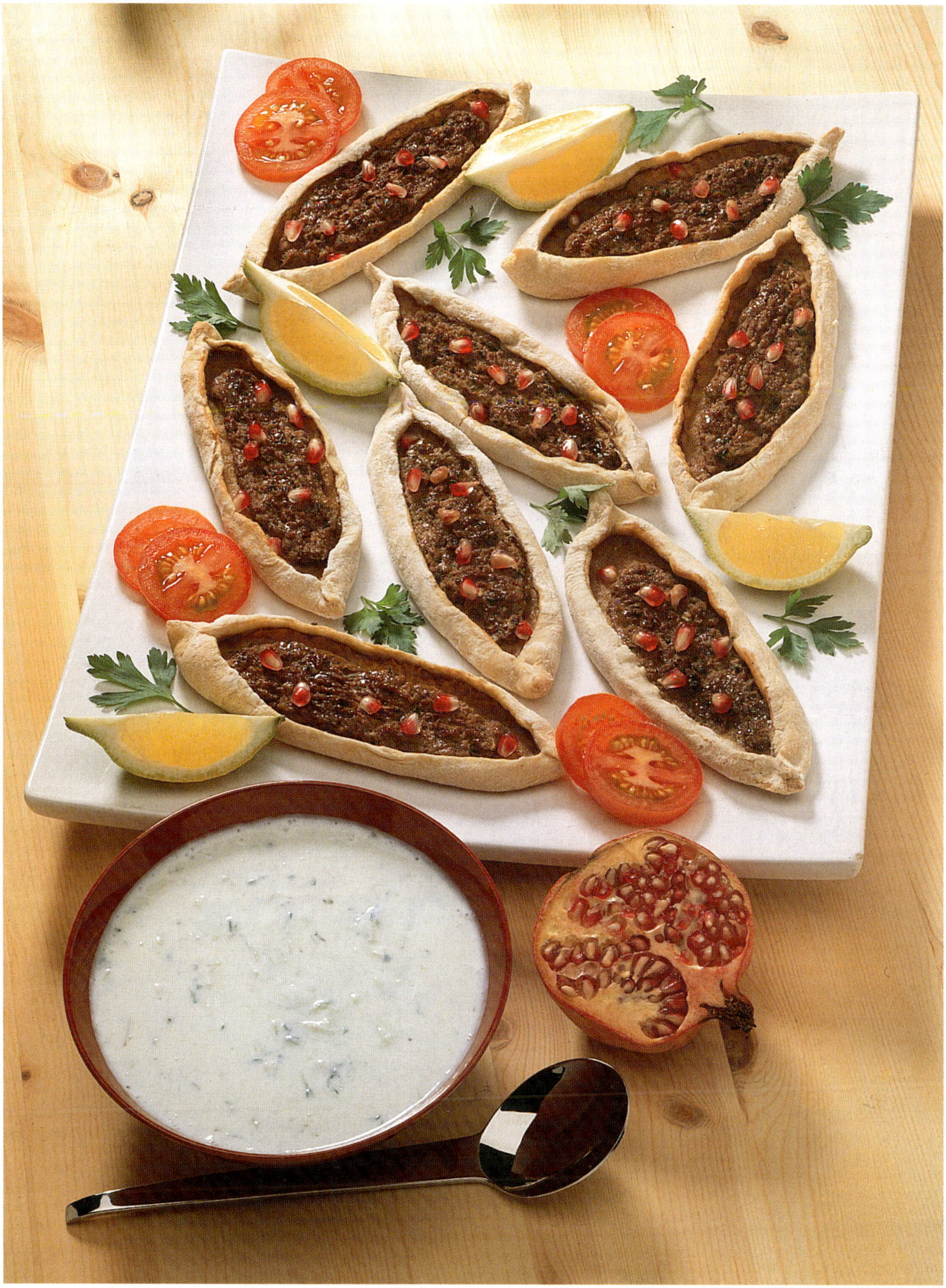

Brandteig-Quark-Herz

Zutaten für 4 Personen:
20 g Butter oder Margarine
Salz
¼ Teel. Paprikapulver, edelsüß
1 Teel. Thymian, getrocknet
Muskatnuß, frisch gerieben
80 g Weizen-Vollkornmehl
2 Eier (Gewichtsklasse 3)
¼ Teel. Backpulver
500 g Quark (Magerstufe)
1–2 Eßl. Mineralwasser
2 Teel. Meerrettich, gerieben
(aus dem Glas)
4 Teel. Obstessig
Selleriesalz
weißer Pfeffer, frisch gemahlen
Flüssigsüßstoff
100 g Salatgurke, geschält
50 g Radieschen
1 Eßl. Kresse
Backpapier

Läßt sich gut vorbereiten

Zubereitungszeit: etwa 30 Min.
(+ 30 Min. Abkühlzeit und
35 Min. Backzeit)

Pro Portion etwa:
1031 kJ/247 kcal
18 g verwertbare KH
23 g EW · 8 g F
3 g Ballaststoffe

1. Die Butter oder Margarine mit 175 ml Wasser in einem Topf einmal aufkochen lassen. Etwas Salz, das Paprikapulver, den Thymian und etwas Muskatnuß hinzufügen. Den Topf vom Herd nehmen.

2. Das Mehl auf einmal dazugeben und mit einem Kochlöffel unterrühren. Den Teig bei schwächster Hitze so lange rühren, bis er sich zu einem Kloß formt und am Topfboden eine weißliche Schicht entsteht. Den Teigkloß in eine Schüssel legen.

3. Die Eier mit den Knethaken des Handrührgeräts nacheinander unter den Teig arbeiten. Den Brandteig etwa 15 Minuten abkühlen lassen. Dann das Backpulver unterkneten.

4. Den Backofen auf 200° vorheizen. Ein Backblech mit Backpapier auslegen. Auf das Papier ein Herz von etwa 25 × 25 cm aufzeichnen.

5. Mit zwei nassen Teelöffeln den Teig portionsweise nebeneinander auf die vorgezeichnete Linie setzen. Das Blech in den Backofen (Mitte) schieben und das Teigherz etwa 35 Minuten backen. Den Backofen während der ersten 20 Minuten nicht öffnen, weil der Teig sonst zusammenfällt.

6. Das Brandteigherz auf ein Kuchengitter legen und noch warm mit einem Brotmesser vorsichtig quer halbieren. Die Hälften nebeneinander legen und ganz abkühlen lassen.

7. Inzwischen den Quark mit dem Mineralwasser, dem Meerrettich und dem Essig glattrühren. Mit Selleriesalz, Pfeffer und Flüssigsüßstoff abschmecken.

8. Die Gurke in kleine Würfel schneiden und unter den Quark mischen.

9. Die geputzten Radieschen waschen und in feine Scheiben schneiden.

10. Den unteren Teil des Teigherzes auf eine große, runde Platte legen. Die Quarkfüllung darauf verteilen und mit den Radieschenscheiben und der Kresse belegen. Die obere Teighälfte darauf legen.

Paprikaschnecken

Zutaten für 20 Stück:
250 g Paprikaschoten, rot und gelb
1 Eßl. Öl
1 Eßl. Sherryessig
Salz
1 Teel. Oregano, getrocknet
200 g Dinkel, fein geschrotet
¼ Würfel Hefe (10 g)
Für die Arbeitsfläche: 30 g Vollkornmehl
Backpapier

Für Gäste

Zubereitungszeit: etwa 45 Min.
(+ 30 Min. Ruhezeit und
10 Min. Backzeit)

Pro Stück etwa:
175 kJ/42 kcal
7 g verwertbare KH
1 g EW · 1 g F
2 g Ballaststoffe

1. Die geputzten Paprika waschen und in kleine Würfel schneiden.

2. Das Öl in einer Pfanne erhitzen und die Paprikawürfel darin etwa 3 Minuten andünsten. Mit dem Essig ablöschen und 2 Eßlöffel Wasser hinzufügen. Das Gemüse mit etwas Salz und dem Oregano würzen und zugedeckt etwa 10 Minuten bei schwacher Hitze dünsten. Dann abkühlen lassen.

3. Inzwischen den Dinkelschrot in eine Schüssel füllen. Die Hefe mit 2 Eßlöffel lauwarmem Wasser verrühren und zum Dinkelschrot gießen.

4. Knapp 1/2 Teelöffel Salz hinzufügen. Dann 175 ml lauwarmes Wasser dazugießen und mit den Knethaken des Handrührgeräts einen geschmeidigen Teig kneten. Zugedeckt an einem warmen Ort etwa 30 Minuten gehen lassen.

5. Den Backofen auf 200° vorheizen. Den Teig auf einer bemehlten Arbeitsfläche zu einem Rechteck von etwa 20 × 40 cm ausrollen.

6. Das Paprikagemüse auf dem Teig verteilen, dabei die Ränder freilassen. Dann den Teig von der Längsseite her zusammenrollen und in 20 Scheiben von etwa 2 cm Dicke schneiden.

7. Ein Backblech mit Backpapier auslegen. Die Teigschnecken nebeneinander darauf legen. Das Blech in den Backofen (Mitte) schieben und die Schnecken in etwa 10 Minuten backen. Auf einem Kuchengitter abkühlen lassen. Die Paprikaschnecken schmecken frisch am besten.

Roter Zwiebelkuchen

Zutaten für 12 Stücke:
40 g Butter oder Margarine
90 g Weizenmehl (Type 405)
10 g Weizenkleie
Salz
320 g rote Zwiebeln
75 g Apfel, entkernt
50 g magerer, gekochter Schinken
50 g Edamer-Käse am Stück (30 % Fett i. Tr.)
1 Teel. Obstessig
1 Teel. Majoran, gerebelt
schwarzer Pfeffer, frisch gemahlen
Zum Ausrollen: Mehl
Backpapier

Gelingt leicht

Zubereitungszeit: etwa 20 Min.
(+ 1 Std. Ruhezeit und 20 Min. Backzeit)

Pro Stück etwa:
350 kJ/83 kcal
8 g verwertbare KH
3 g EW · 4 g F
2 g Ballaststoffe

1. Die Butter oder Margarine mit 75 ml Wasser erhitzen.

2. Das Mehl mit der Weizenkleie und 1/4 Teelöffel Salz mischen. Die heiße Flüssigkeit mit dem Fett zur Mehlmischung gießen und mit den Knethaken des Handrührgeräts zu einem Teig verkneten. Den Teig etwa 1 Stunde kühl stellen.

3. Inzwischen die Zwiebeln schälen und in Ringe schneiden. Den Apfel waschen und in feine Scheiben schneiden.

4. Den Schinken in schmale, etwa 5 cm lange Streifen schneiden. Den Käse grob reiben.

5. Die Zwiebeln in einer versiegelten Pfanne ohne Fett bei mittlerer Hitze etwa 4 Minuten andünsten. Dann die Apfelscheiben und den Essig hinzufügen und mit den Zwiebeln zugedeckt bei schwacher Hitze etwa 5 Minuten dünsten. Mit etwas Salz und dem Majoran würzen und abkühlen lassen.

6. Ein Backblech mit etwas kaltem Wasser besprengen und mit Backpapier auslegen.

7. Den Teig mit etwas Mehl bestreuen und auf dem Backblech zu einem Quadrat von etwa 30 × 30 cm ausrollen.

8. Die Zwiebel-Apfel-Mischung, den Schinken und den Käse auf dem Teig verteilen. Mit Pfeffer würzen. Das Blech in den Backofen (Mitte) schieben und den Zwiebelkuchen in etwa 20 Minuten backen. Noch heiß in 12 Stücke schneiden.

Bunte Früchte-törtchen

Zutaten für 8 Stück:
50 g Weizenmehl (Type 550)
1 Prise Backpulver
5 g Fruchtzucker
5 g Streusüße (Diätsüße)
20 g gut gekühlte Margarine
100 g Dickmilch (3,5 % Fett)
¼ Teel. abgeriebene Schale einer unbehandelten Zitrone
1 Limette
Flüssigsüßstoff
2 Erdbeeren (je 20 g)
1 kleine Aprikose, entsteint (50 g)
60 g Blaubeeren oder Brombeeren
8–10 kleine Minzeblättchen
Für die Arbeitsfläche: 10 g Weizenmehl
Für die Backförmchen:
¼ Teel. weiche Margarine (2 g)
Pergamentpapier

Für Gäste

Zubereitungszeit: etwa 40 Min.
(+ 30 Min. Ruhezeit und
15–20 Min. Backzeit)

Pro Stück etwa:
231 kJ/55 kcal
9 g verwertbare KH
1 g EW · 1 g F
1 g Ballaststoffe

1. Das Mehl mit dem Backpulver, dem Fruchtzucker und der Streusüße in einer Schüssel vermischen.

2. Die Margarine in Stückchen schneiden und hinzufügen. 15 g Dickmilch, die Zitronenschale und 1 Eßlöffel kaltes Wasser dazugeben.

3. Alle Zutaten mit den Knethaken des Handrührgeräts schnell zu einem Mürbeteig verkneten.

4. Den Teig zu einer Kugel formen. In Pergamentpapier einschlagen und für etwa 30 Minuten in den Kühlschrank legen.

5. Den Backofen auf 180° vorheizen. Acht Tortelett-Schiffchen-Formen (oder ähnlich große Backförmchen) mit der weichen Margarine ausstreichen.

6. Den Mürbeteig auf einer bemehlten Arbeitsfläche zu einem Rechteck von etwa 40 × 15 cm ausrollen. Die Tortelettförmchen nebeneinander stellen. Den Teig vorsichtig auf die Förmchen legen und an den Rändern etwas andrücken. Dann die Teigstücke mit einem spitzen Messer passend ausschneiden, in die Förmchen drücken und mit einem Holzstäbchen oder einer Gabel mehrmals einstechen.

7. Die Förmchen nebeneinander auf ein Rost stellen und in den Backofen (Mitte) schieben. Die Torteletts in 15–20 Minuten hellbraun backen.

8. Die Torteletts kurz abkühlen lassen und aus den Förmchen lösen. Dann ganz erkalten lassen.

10. Inzwischen die Limette heiß waschen, abtrocknen und etwa ¼ Teelöffel Schale abreiben. Von der restlichen Schale dünne Streifen abschälen (am besten mit einem Zestenreißer) und beiseite stellen. Die übrige Dickmilch mit der abgeriebenen Limettenschale verrühren und mit Flüssigsüßstoff nach Geschmack süßen.

11. Die Erdbeeren, die Aprikose und die Beeren waschen und gut abtropfen lassen. Am besten auf Küchenpapier ausbreiten, damit sie rundum trocken werden können.

12. Die Erdbeeren entstielen und in Scheiben schneiden. Die Aprikose in dünne Spalten schneiden. Die Beeren ganz lassen.

13. Die Torteletts auf eine Kuchenplatte legen und mit der Limetten-Dickmilch füllen. Dann die vorbereiteten Früchte dekorativ auf den Törtchen verteilen. Mit den Minzeblättchen und den Limettenschalenstreifen verzieren.

Tip!

Die Törtchen können Sie auch mit anderem Obst wie Stachelbeeren, Johannisbeeren, Pfirsichen oder Kirschen belegen.

Nicht nur optisch ein Genuß sind diese erfrischenden Früchtetörtchen mit zartem Mürbeteig.

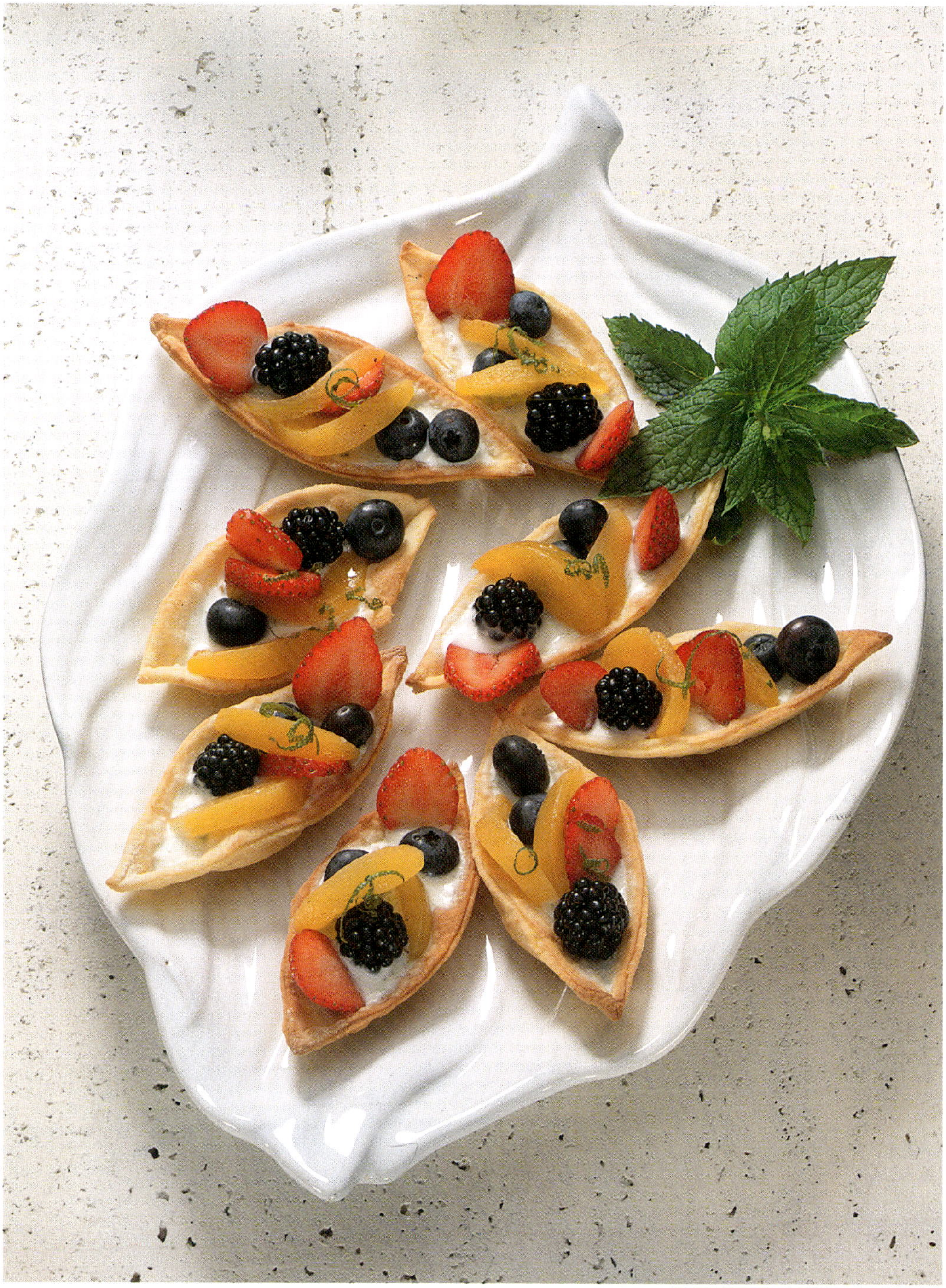

Apfelküchlein

Zutaten für 6 Stück:
60 g weiche Butter oder Margarine
1 Eßl. Fruchtzucker (15 g)
1 Ei (Gewichtsklasse 3)
60 g Mehl (Type 550)
4 g Weizenkleie
¼ Teel. Backpulver
10 g Walnußkerne
50 g Apfel, geschält und entkernt
Zimtpulver
Flüssigsüßstoff
6 bunte Papierförmchen mit gewelltem Rand (etwa 7 cm Ø)

Ideal zum Mitnehmen

Zubereitungszeit: etwa 20 Min.
(+ 25 Min. Backzeit)

Pro Stück etwa:
615 kJ/147 kcal
11 g verwertbare KH
2 g EW · 9 g F
1 g Ballaststoffe

1. Den Backofen auf 200° vorheizen. Die Butter oder Margarine mit dem Fruchtzucker und dem Ei schaumig rühren.

2. Das Mehl, die Weizenkleie und das Backpulver unterrühren. Dabei 2–3 Eßlöffel Wasser hinzufügen und alles zu einem glatten Teig verrühren.

3. Die Walnüsse fein hacken. Den Apfel in kleine Stückchen schneiden und mit etwas Zimtpulver unter den Teig rühren. Nach Belieben mit etwas Flüssigsüßstoff süßen.

4. Die Teigmasse in die Papierförmchen verteilen.

5. Die Küchlein auf ein Rost setzen und im Backofen (Mitte) in etwa 25 Minuten backen. In den Förmchen abkühlen lassen.

Birnen-Flammenkuchen

Zutaten für 8 Stücke:
180 g Weizenmehl (Type 1150)
½ Würfel Hefe (20 g)
1 Prise Salz
½ Teel. Zimtpulver
Flüssigsüßstoff
1 Eßl. geschmacksneutrales Öl
75 g saure Sahne (10 % Fett)
1 Ei (Gewichtsklasse 3)
1 Teel. Vanillefruchtzucker (Tip auf Seite 87)
Ingwerpulver
200 g Birnen, entkernt
25 g Sultaninen (Rosinen)
Für die Arbeitsfläche und zum Ausrollen: 20 g Mehl
Backpapier

Gelingt leicht

Zubereitungszeit: etwa 30 Min.
(+ 1 Std. Ruhezeit und 20–25 Min. Backzeit)

Pro Stück etwa:
582 kJ/139 kcal
22 g verwertbare KH
5 g EW · 4 g F
4 g Ballaststoffe

1. 180 g Mehl in eine Schüssel geben. Die Hefe in das Mehl bröckeln.

2. Das Salz, das Zimtpulver und 2 Spritzer Flüssigsüßstoff, 150 ml Wasser und das Öl hinzufügen. Alle Zutaten mit den Knethaken des Handrührgeräts zu einem weichen Teig verkneten. Zugedeckt an einem warmen Ort etwa 1 Stunde gehen lassen.

3. Den Backofen auf 225° vorheizen. Die Sahne mit dem Ei verrühren. Den Vanillefruchtzucker, etwas Ingwerpulver und 2 Spritzer Flüssigsüßstoff unter die Mischung rühren.

4. Den Teig auf einer bemehlten Arbeitsfläche mit den Händen nochmals gut durchkneten.

5. Ein Backblech mit Backpapier auslegen. Den Teig in die Mitte des Blechs legen und mit dem restlichen Mehl vorsichtig zu einem dünnen, rechteckigen Fladen ausrollen. (Damit das Blech nicht wegrutscht, einen nassen Lappen zwischen Backblech und Arbeitsfläche legen.)

6. Die Birnen quer in möglichst dünne Scheiben schneiden. Die Birnenscheiben auf dem Teigfladen verteilen und mit der Eisahne begießen.

7. Die Sultaninen über den Kuchen streuen.

8. Das Blech in den Backofen (Mitte) schieben und den Flammenkuchen in 20–25 Minuten backen. In 8 Stücke schneiden.

Kleine Beerenkränze

Zutaten für 16 Stück:
4 Blatt weiße Gelatine
150 g gemischte Beeren (zum Beispiel Himbeeren, Johannisbeeren, Blaubeeren, Brombeeren)
abgeriebene Schale von ½ unbehandelten Zitrone
150 g fettarmer Joghurt (1,5 % Fett)
Flüssigsüßstoff
20 g Margarine
Salz
60 g Dinkelmehl (aus dem Reformhaus)
30 g Speisestärke
1 Teel. Vanillefruchtzucker (Tip auf dieser Seite)
2 Eier (Gewichtsklasse 3)
½ Teel. Backpulver
1 Teel. Streusüße
eventuell Backpapier

Braucht etwas Zeit

Zubereitungszeit: etwa 1¼ Std.
(+ 30 Min. Backzeit und 15 Min. Abkühlzeit)

Pro Stück etwa:
221 kJ/53 kcal
6 g verwertbare KH
2 g EW · 2 g F
1 g Ballaststoffe

1. Die Gelatine etwa 5 Minuten in kaltem Wasser quellen lassen.

2. Die Beeren vorsichtig waschen und gut abtropfen lassen. 100 g Beeren in einem kleinen Topf mit 1–2 Eßlöffel Wasser langsam erhitzen und dabei zermusen.

3. Die Gelatine gut ausdrücken und mit der Zitronenschale unter das Beerenmus rühren.

4. Das Mus mit dem Joghurt verrühren, mit Flüssigsüßstoff nach Geschmack süßen und etwa 1 Stunde kalt stellen.

5. Inzwischen für den Teig die Margarine mit 150 ml Wasser und 1 Prise Salz in einem Kochtopf einmal aufkochen lassen.

6. Den Topf vom Herd ziehen. Das Mehl mit der Speisestärke mischen und in die heiße Flüssigkeit rühren. Bei schwacher bis mittlerer Hitze unter Rühren mit einem Kochlöffel zu einem Kloß abbrennen, bis sich am Topfboden eine weißliche Schicht bildet. Den Teigkloß in eine Schüssel legen und etwa 20 Minuten abkühlen lassen, bis er nur noch handwarm ist.

7. Den Backofen auf 180° vorheizen. Die Eier und das Backpulver mit den Knethaken des Handrührgeräts unter den Teig arbeiten.

8. Ein Backblech mit etwas kaltem Wasser befeuchten oder mit Backpapier auslegen. Den Teig in einen Spritzbeutel mit gezackter Tülle (Größe 4, 7 cm Durchmesser) füllen. 16 Kränze von etwa 4 cm Durchmesser mit reichlich Abstand nebeneinander auf das Blech spritzen.

9. Das Blech in den Backofen (Mitte) schieben und die Brandteigkränze in etwa 30 Minuten backen. Die Kränze nach dem Backen sofort mit einer Schere einmal quer halbieren und dann ganz abkühlen lassen.

10. Das gelierte Früchtemus mit dem Schneebesen gut durchrühren. In einen Spritzbeutel mit gleicher Tülle wie für den Teig füllen und auf die unteren Hälften der Teigkränze spritzen. Jeweils die oberen Hälften darauf setzen.

11. Die Beerenkränze bis zum Anrichten kalt stellen. Dann mit den übrigen, ganzen Beeren dekorieren und mit der Streusüße bestreuen.

Tip!

Einen Vanillefruchtzucker können Sie sehr einfach selbst herstellen. Dafür brauchen Sie allerdings einen elektrischen Blitzhacker. 150 g Fruchtzucker und 1 Vanilleschote in den Blitzhacker geben und beides ganz fein mahlen. Im Schraubglas trocken aufbewahren.

Buchweizenkuchen

Zutaten für 1 kleine Gugelhupfform (1 l Inhalt):
100 g rote Johannisbeeren
50 g weiche Margarine
2 Eier (Gewichtsklasse 3)
15 g Fruchtzucker
20 g Streusüße (Diätsüße)
1 Prise Salz
1 Prise Muskatnuß, frisch gerieben
60 g Buchweizenmehl (aus dem Reformhaus)
60 g Quark (Magerstufe)
abgeriebene Schale von ½ unbehandelten Zitrone
Zum Garnieren:
2 Johannisbeeren-Rispen
1 Teel. Streusüße (Diätsüße)

Raffiniert

Zubereitungszeit: etwa 30 Min. (+ 45 Min. Backzeit)

Bei 12 Stück pro Stück etwa:
350 kJ/84 kcal
8 g verwertbare KH
2 g EW · 4 g F
0 g Ballaststoffe

1. Die Beeren waschen und von den Stielen streifen. Den Backofen auf 180° vorheizen. Die Margarine schaumig rühren.

2. Die Eier trennen. Die Eiweiße mit dem Zucker steif schlagen.

3. Die Eigelbe mit der Streusüße, dem Salz und der Muskatnuß unter die Margarine rühren. Das Mehl, den Quark und die Zitronenschale unterrühren. Den Eischnee und die Beeren unterheben.

4. Den Teig in eine Form mit Antihaftversiegelung füllen und im Backofen (Mitte) in etwa 45 Minuten backen.

5. Kurz abkühlen lassen, stürzen und ganz abkühlen lassen. Mit den Johannisbeer-Rispen und der Streusüße verzieren.

Sauerrahmtorte

Zutaten für 1 Springform (24 cm Ø):
100 g Weizenmehl (Type 550)
10 g Fruchtzucker
10 g Streusüße (Diätsüße)
10 g Kakaopulver
40 g gut gekühlte Margarine
1 Ei (Gewichtsklasse 3)
3 unbehandelte Zitronen
Flüssigsüßstoff
6 Blatt weiße Gelatine
500 g saure Sahne (10 % Fett)
40 g Diät-Orangenkonfitüre
10 kleine Blättchen Zitronenmelisse
Für die Form: ½ Teel. Margarine (3 g)
Für die Arbeitsfläche: 10 g Mehl

Für Gäste

Zubereitungszeit: etwa 1 Std. (+ 1 ½ Std. Ruhe- und Kühlzeit und 20 Min. Backzeit)

Bei 10 Stück pro Stück etwa:
647 kJ/155 kcal
12 g verwertbare KH
4 g EW · 9 g F
0 g Ballaststoffe

1. Das Mehl, den Fruchtzucker, die Streusüße, das Kakaopulver, die Margarine und das Ei schnell zu einem Teig kneten. Etwa 1 Stunde kühl stellen.

2. Die Zitronen waschen und trockenreiben. Von 1 Zitrone fünf etwa 3 mm dicke Scheiben abschneiden und halbieren.

3. 100 ml Wasser mit ½ Teelöffel Flüssigsüßstoff aufkochen lassen. Die Zitronenscheiben darin etwa 3 Minuten kochen lassen. Auf einen Teller legen.

4. Den Backofen auf 180° vorheizen. Die Springform mit der Margarine ausstreichen. Den Teig auf einer bemehlten Arbeitsfläche dünn ausrollen, in die Form legen, einen etwa 2 cm breiten Rand hochdrücken und mehrmals einstechen. In den Backofen (unten) stellen und den Tortenboden etwa 20 Minuten backen. Abkühlen lassen.

5. Die Gelatine in kaltem Wasser etwa 5 Minuten einweichen. Dann ausdrücken und im heißen Wasserbad schmelzen lassen.

6. Inzwischen die Schale der restlichen Zitronen abreiben, 4–5 Eßlöffel Saft auspressen.

7. Die Sahne mit der Gelatine verrühren. Die Zitronenschale, den -saft und 1 Teelöffel Flüssigsüßstoff unterrühren. Die Creme etwa 15 Minuten in Eiswasser stellen, bis sie geliert.

8. Den Tortenboden mit der Konfitüre bestreichen und die Creme darauf verteilen. Bis zum Anschneiden kalt stellen. Mit den Zitronenscheiben und der Zitronenmelisse dekorieren.

Bild oben: Sauerrahmtorte
Bild unten: Buchweizenkuchen

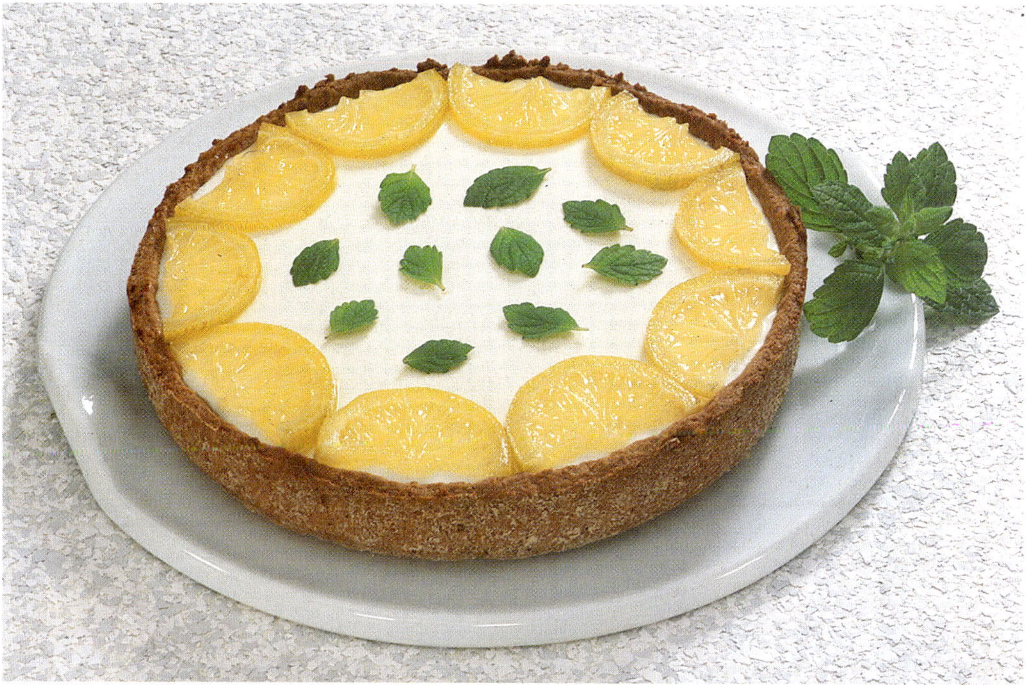

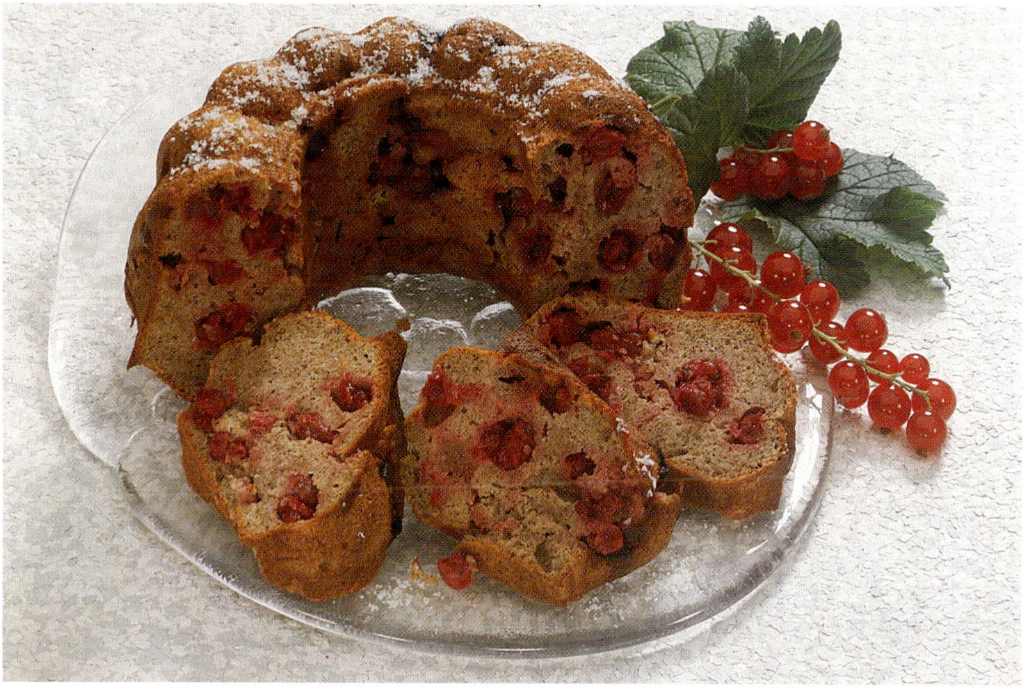

Diese Lebensmittel helfen Ihnen beim Abnehmen

Geben Sie solchen Lebensmitteln den Vorzug, die fettarm sind und viel Wasser enthalten. In dieser Tabelle ist nach Gruppen aufgestellt, was sich anbietet.

Milchprodukte

Buttermilch, fettarme Milch (1,5 % Fett), fettarme Dickmilch (1,5 % Fett), fettarmer Joghurt (1,5 % Fett), Magermilchjoghurt (0,3 % Fett), Kefir (1,5 % Fett), Hüttenkäse, Quark (Magerstufe), Schmelzkäse (10 % Fett i. Tr.), schnittfester Käse (10 % Fett i. Tr.), Camembert (10 % Fett i. Tr.)

Fleisch, Geflügel, Fisch

Rindfleisch, Schweinefleisch und Kalbfleisch (jeweils mager), Tatar, Fleischbrühe (instant), Lachsschinken, Rindersaftschinken, gekochter Schinken (mager); Hähnchenbrustfilet, Putenfleisch (mager), Putenbrustaufschnitt; Kabeljau (Dorsch), Schollenfilet, Seelachs, Forelle, Shrimps

Gemüse

Auberginen, Blumenkohl, grüne Bohnen, Brokkoli, Chicorée, Chinakohl, Fenchel, Frühlingszwiebel, Gurke, Kohlrabi, Lauch, Möhre, Paprikaschote, Radieschen, Sellerie, Spargel, Spinat, Tomate, Zucchino, Pilze, Blattsalat, Sprossen und Keimlinge, Kräuter

Obst

Apfel, Birne, Beeren (verschiedene Sorten), Grapefruit, Kiwi, Mandarine, Melone, Orange, Papaya, Pfirsich, Aprikose

Und sonst noch

Vollkornbrot (in begrenzter Menge!), Knäckebrot, Halbfettmargarine

Vom richtigen Umgang mit Kohlenhydraten

Unter den Nährstoffen spielen die Kohlenhydrate (KH) bei der Ernährung für Diabetiker eine Doppelrolle: Typ-II-Diabetiker müssen sie als Energielieferanten beachten. Für Diabetiker mit Insulintherapie sind sie für die Stabilität ihres Blutzuckers relevant. Denn die Kohlenhydrate müssen in bestimmter Menge über den Tag verteilt werden. Als Hilfsmittel wurden hierfür sogenannte Kohlenhydrat-Austauscheinheiten oder Berechnungseinheiten eingeführt: die Broteinheit BE (1 BE = 12 g KH) und die Kohlenhydrat-Einheit KE (1 KE = 10 g KH). Sie sind lediglich Schätzeinheiten, um Lebensmittel mit ähnlicher Blutzuckerwirkung und ähnlichem Energiegehalt gegeneinander austauschen zu können. Weil die Blutzuckerwirkung aber von verschiedenen Faktoren abhängt, haben für Diabetiker mit Insulintherapie die regelmäßige Selbstkontrolle ihres Blutzuckers und die Kenntnis der verwertbaren (vom Körper nutzbaren) Kohlenhydrate einzelner Lebensmittel die größere Bedeutung. Grundsätzlich können Sie Portionen, die 10–12 g verwertbare KH enthalten, gegeneinander austauschen. Diese Tabelle gibt einen Überblick – sowohl über den Gehalt an verwertbaren KH als auch an Energie (hier in kcal) von einigen Lebensmitteln und Beilagen.

** 1 kcal entspricht 4,186 kJ*

Lebensmittel	Menge in g	verwertbare KH in g	* kcal
Bauernbrot, dunkel	100	42	190
Brötchen (Vollkorn)	50	24	135
Buchweizenmehl	100	71	351
Diät-Zwieback	7	5	29
Dinkelmehl	100	63	320
Kartoffelpüree (Fertigprodukt)	200	20	100
Fruchtzucker	20	20	80
Grünkern	20	13	70
Haferflocken	10	6	35
Hirse	20	14	70
Hirseflocken	12	9	40
Kartoffelbrei (Fertigprodukt)	200	22	160
Kartoffelknödel, gekocht	100	73	335
Kartoffeln, geschält	100	15	70
Kastenweißbrot	100	48	232
Knäckebrot	10	6	30
Maisgrieß (Polenta)	20	15	70
Maiskörner (aus der Dose)	100	21	110
Nudeln, gekocht	100	20	117
Nudeln, roh	50	36	180
Pellkartoffeln	100	15	71
Pflanzliches Bindemittel	1	0	0,3
Pumpernickel	100	200	41
Reisnudeln, roh	100	16	350
Reis, gekocht	100	19	88
Reis, roh	30	24	105
Roggenbrötchen	45	23	115
Roggenmischbrot	100	45	217
Sago	100	80	352
Speisestärke	20	17	67
Streusüße	5	5	20
Vollkornbrot	100	41	202
Vollkorn-Getreideflocken	100	76	386
Vollkorntoast	30	12	70
Vollweizengrieß	100	73	343
Weizenkeime	10	3	32
Weizenkleie	6	1	10
Weizenmehl Type 405	100	71	332
Weizenmehl Type 550	100	70	332
Weizen-Vollkornmehl	100	61	309

Tageskostpläne für 1200 und 1500 Kalorien/5000 und 6300 Kilojoule.
Die Mahlzeiten sind jeweils für 1 Person berechnet.
Der Stern kennzeichnet Rezepte aus diesem Buch.

1200 kcal/5000 kJ

Frühstück	Zwiebelei auf Brot*	196 kcal/823 kJ 22 g verwertbare KH
Zwischenmahlzeit	Kirschgrütze*	165 kcal/699 kJ 27 g verwertbare KH
Mittagessen	Paprika-Fisch-Pfanne* mit 50 g Reis (Rohgewicht)	424 kcal/1835 kJ 51 g verwertbare KH
Zwischenmahlzeit	200 g Diät-Fruchtjoghurt	49 kcal/210 kJ 6 g verwertbare KH
Abendessen	2 Scheiben Vollkornbrot (je 45 g), dazu 10 g Diät-Margarine, 30 g magerer, gekochter Schinken, 100 g Salatgurke und 1 Glas (200 ml) Tomatensaft	380 kcal/1495 kJ 45 g verwertbare KH

1200 kcal/5000 kJ

Frühstück	Herzhaftes Frühstücksmüsli*	156 kcal/650 kJ 20 g verwertbare KH
Zwischenmahlzeit	1 Vollkornbrötchen mit 25 g Mager-Käse (10 % Fett i. Tr.)	163 kcal/687 kJ 24 g verwertbare KH
Mittagessen	Blumenkohl-Schinken-Pfanne* mit 200 g Pellkartoffeln; als Dessert: 100 g Quark (Magerstufe) mit 50 g Erdbeeren und Süßstoff	294 kcal/1236 kJ 36 g verwertbare KH
Zwischenmahlzeit	Pfirsichbuttermilch* mit 2 Diät-Zwiebacken	95 kcal/398 kJ 26 g verwertbare KH
Abendessen	Kartoffelsalat mit Chicorée* mit 1 Scheibe Vollkornbrot (45 g) und 1 Teel. Diät-Margarine	329 kcal/1088 kJ 34 g verwertbare KH

1500 kcal/6300 kJ

Frühstück	2 Vollkorntoast mit 10 g Diät-Margarine, 2 Eßl. Quark (Magerstufe) und 2 Teel. Blaubeer-Apfel-Konfitüre*	190 kcal/824 kJ 40 g verwertbare KH
Zwischenmahlzeit	150 g Vollmilchjoghurt (3,5 % Fett) mit 25 g Backpflaumen und 1 Eßl. Weizenkeime	200 kcal/870 kJ 25 g verwertbare KH
Mittagessen	2 Stücke Lachsquiche*; als Dessert: Erdbeer-Blitzeis*	513 kcal/2158 kJ 33 g verwertbare KH
Zwischenmahlzeit	1 Orange	65 kcal/280 kJ 15 g verwertbare KH
Abendessen	Amerika-Salat* dazu 1 Roggenbrötchen mit 10 g Diät-Margarine	445 kcal/1866 kJ 35 g verwertbare KH
Spätmahlzeit	Pflaumen mit Ingwersauce*	36 kcal/152 kJ 8 g verwertbare KH

1500 kcal/6300 kJ

Frühstück	Brötchen mit Hüttenkäse*	201 kcal/838 kJ 26 g verwertbare KH
Zwischenmahlzeit	Apfel-Melonen-Salat* dazu 3 Diätzwiebacke	191 kcal/805 kJ 35 g verwertbare KH
Mittagessen	Fischrouladen mit Lauchtomaten* und 200 g Kartoffelpüree	468 kcal/1950 kJ 30 g verwertbare KH
Zwischenmahlzeit	100 g fettarme Dickmilch (1,5 % Fett) mit 1 Birne (130 g) und 10 g Haferflocken	155 kcal/651 kJ 26 g verwertbare KH
Abendessen	1 Teller Champignonsuppe (Fertigprodukt) dazu 1 Vollkornbrötchen mit 10 g Diät-Margarine und 30 g magerem, rohen Schinken	430 kcal/1850 kJ 37 g verwertbare KH
Spätmahlzeit	1 Knäcke mit 1 Eßl. Hüttenkäse	70 kcal/305 kJ 6 g verwertbare KH

Zum Gebrauch
Damit Sie Rezepte mit bestimmten Zutaten noch schneller finden können, stehen in diesem Register zusätzlich auch beliebte Zutaten wie Äpfel und Tomaten – ebenfalls alphabetisch geordnet und halbfett gedruckt – über den entsprechenden Rezepten.

IMPRESSUM

Umschlag-Vorderseite:
Das Rezept für Hähnchenschenkel aus dem Tontopf finden Sie auf Seite 51.

1. Auflage 1994

Redaktion: Christine Wehling
Layout: Ludwig Kaiser
Typographie: Robert Gigler
Herstellung: Peter Pleischl
Fotos: Georg M. Wunsch
Umschlaggestaltung: Kraxenberger
Satz: Appl, Wemding
Reproduktionen: Otterbach, Rastatt
Druck: Appl, Wemding
Bindung: Sellier, Freising
ISBN: 3-7742-1748-3

Bettina van Hasselt
ist von Hause aus Ökotrophologin, Food-Journalistin und vor allem leidenschaftliche Köchin. Ihr Studium absolvierte sie in Kiel, ließ sich dort nebenher zur Hauswirtschafterin ausbilden und stieg in den Journalismus ein. Nach dem Studium wechselte sie zum Kochressort einer großen Frauenzeitschrift in München, wo sie sechs Jahre lang am Herd stand und vor der Schreibmaschine saß. Heute ist sie ihre eigene Chefin und engagiert sich aus Überzeugung für eine gesunde Ernährung.

Prof. Dr. med. A. Gries
studierte in Heidelberg, Bonn und Marburg, wo er auch promovierte. Anschließend folgten Facharztausbildung und Habilitation in Düsseldorf. Heute hat er einen Lehrstuhl für Innere Medizin (Diabetologie) an der Heinrich-Heine-Universität Düsseldorf und ist Direktor der Klinischen Abteilung, Ärztlicher Direktor des Diabetes-Forschungsinstitutes sowie Leiter des Fortbildungsinstitutes für Ernährungsberatung und Diätetik an der Heinrich-Heine-Universität Düsseldorf.